Sandrine Arcizet

GYM avec mon enfant

Bouger, partager et s'amuser
en faisant du sport

F1RST
ÉDITIONS

SOMMAIRE

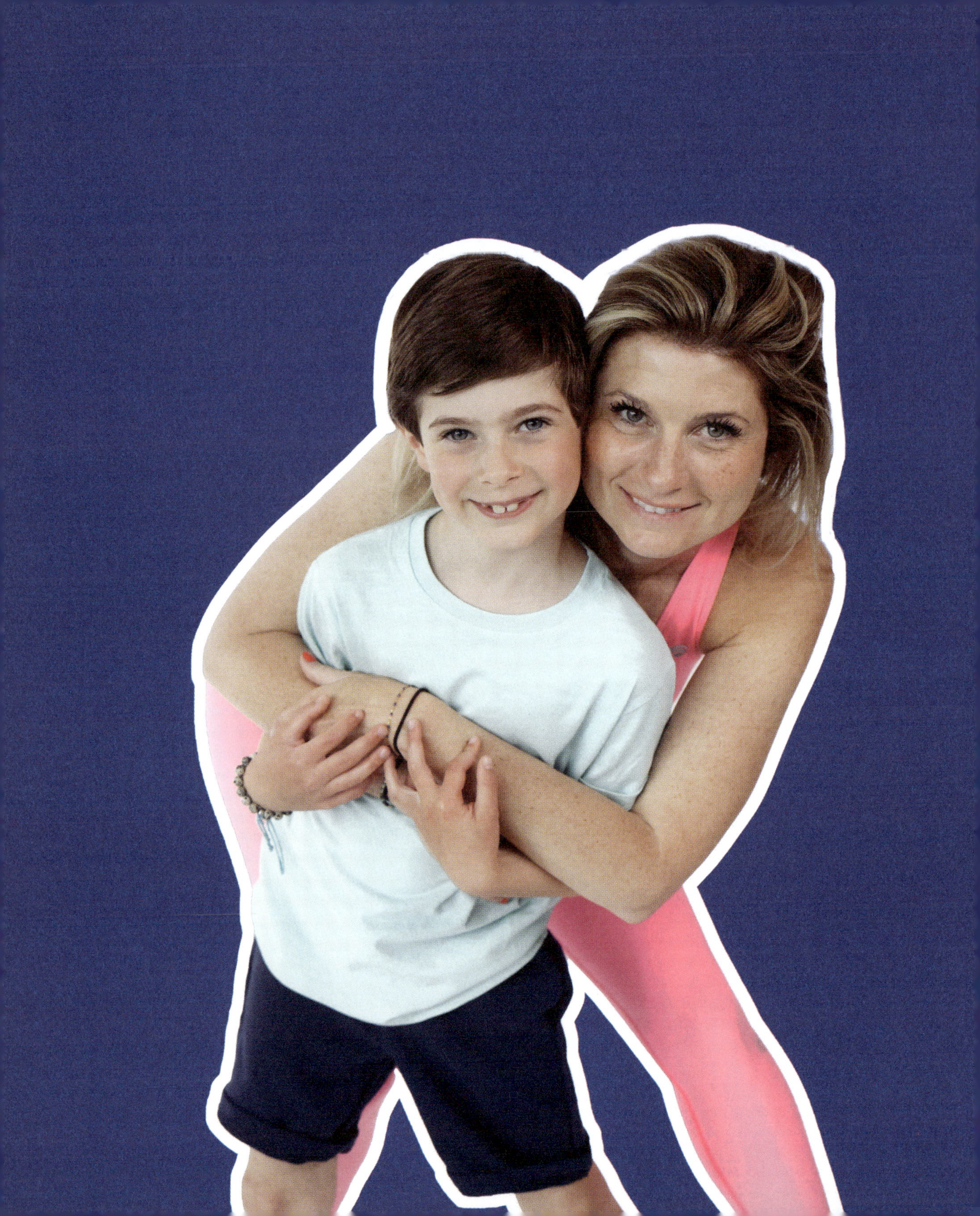

Introduction

Les confinements successifs liés à la crise sanitaire du Covid-19 ont profondément pesé sur notre mode de vie. Notre activité physique a chuté tandis que notre temps d'écran augmentait. En particulier chez les enfants et adolescents. Si la sédentarité a explosé pendant le Covid, elle existait déjà avant : seulement 28 % des garçons et 18 % des filles âgés de 6 à 17 ans atteignaient les recommandations officielles – 60 minutes d'activité physique d'intensité modérée par jour. Plus préoccupant encore, le temps d'écran. Presque tous les enfants et adolescents dépassent aujourd'hui les recommandations (pas plus de deux heures par jour) : en moyenne, ils y passent quatre heures par jour.

Avant même de découvrir cet état des lieux, j'ai souhaité poursuivre mes séances de fitness pendant le confinement. Je me suis filmée chez moi, tous les soirs en direct à 18 heures. Très vite, mes vidéos ont fait un carton : 30 millions de vues. Je ne m'attendais pas à autant de succès, mais les gens avaient besoin de bouger ! Et comme ils étaient coincés chez eux, que les salles de sport étaient fermées, mes vidéos représentaient une fenêtre providentielle pour bouger et s'aérer la tête. D'ailleurs, beaucoup de personnes se sont mises au sport à ce moment-là, alors qu'elles n'en avaient jamais fait !

J'ai ainsi construit des séances très variées, avec les classiques taille, abdominaux et fessiers, des valeurs sûres, du cardio – tout le monde avait besoin de se défouler ! – et aussi des séances à destination des familles, pour faire bouger les enfants. Je les ai réalisées avec mon fils Robin, je précise à son initiative : me voyant me filmer pour faire du sport tous les soirs, il a eu envie de participer. Et notre duo a super bien fonctionné ! Même après le déconfinement, les gens étaient toujours demandeurs, je le voyais aux messages joyeux qu'ils m'adressaient ; ils avaient pris l'habitude de partager ce moment convivial en famille. Même si je n'étais pas physiquement avec eux, j'avais l'impression d'être très proche d'eux, je leur parlais, leur proposais différentes options d'exercices, afin que tout le monde puisse les faire, à son niveau. Avec ces vidéos, on a créé une vraie communauté autour du sport, soudée. C'est un peu ça que je souhaiterais faire avec ce livre : lancer une dynamique et entretenir ce goût de l'activité physique et du partage, de bouger en famille en s'amusant, pour que le sport devienne un réflexe quotidien, même dans nos vies bien remplies. Car il n'est pas forcément besoin de dédier une plage horaire ou un jour, plutôt de prendre le temps de jouer, bouger ensemble, pour se défouler et surtout s'amuser !

Ce que vous allez trouver dans ce livre

- Un rappel des bienfaits du sport (s'il en fallait un !) et de son importance dans la croissance de votre enfant.
- Des échauffements indispensables, à réaliser en début de séance.
- Des séances à piocher selon le but recherché, avec ou sans accessoire : bouger sans bouger, se défouler, se tonifier et entraîner son cardio, réaliser un parcours en intérieur ou en extérieur, revenir au calme pour favoriser la concentration, le sommeil ou encore gérer ses émotions… Le tout en s'amusant !
- Zéro pression ! Dans ce livre, vous ne trouverez pas de programme en 8 semaines ou en 30 jours, pas non plus de nombre de séances à réaliser par semaine ou selon un timing précis (15, 20 ou 30 minutes), je ne voulais pas ajouter de contrainte dans un quotidien déjà ultra-rempli. Je souhaite juste vous transmettre le plaisir de partager un bon moment en famille, ludique, avec des exercices pour avoir la pêche ou se défouler, à faire à côté ou ensemble, chez soi ou en extérieur.

À vos baskets ! Robin et moi, on vous emmène pour des séances 100 % bonne humeur !

Bouger en s'amusant, c'est facile !

Avant de vous lancer, voici mes meilleurs conseils pour profiter un maximum de ce temps de partage avec votre enfant. Bouger, c'est bon pour la santé, mais aussi pour la tête !

L'activité physique, indispensable pour la santé

Bien souvent, quand on parle d'activité physique, on pense au sport. Mais l'activité physique est en réalité partout dans notre quotidien, si tant est si bien que vous pratiquez une des activités suivantes :

* marcher pour aller chercher son pain,
* aller à l'école ou au travail à pied ou à vélo,
* porter ses courses ou son sac à dos,
* faire le ménage (ou ranger sa chambre),
* monter et descendre les escaliers (et non se ruer sur les ascenseurs !),
* jouer au ballon, etc.

Tous ces mouvements que nous faisons tous les jours sont de l'activité physique. Et c'est tant mieux, car bouger, être actif, c'est bon pour la santé. Ce n'est pas moi qui le dis mais les chiffres : **pratiquer régulièrement une activité physique modérée à intense réduit de 30 % la mortalité globale** (ah oui quand même), soit 3 ans d'espérance de vie gagnée. Selon l'OMS, 5 millions de décès par an pourraient être évités si la population mondiale était plus active ; la sédentarité, fléau de notre société, est un véritable poison pour notre santé, elle serait le quatrième facteur de risque de mortalité prématurée.

Lutter contre la sédentarité

Mais qu'est-ce que la sédentarité ? C'est tout simplement passer trop de temps inactif, assis dans son canapé, devant un écran de télévision ou d'ordinateur, allongé sur son lit, bien souvent encore devant un écran. C'est aussi emprunter sa voiture pour le moindre trajet, prendre les escalators ou les ascenseurs au lieu des escaliers. Un mode de vie, en somme, qui a malheureusement envahi notre quotidien...
Selon les dernières statistiques de l'OMS (l'Organisation Mondiale de la Santé), un adulte sur quatre et quatre adolescents sur cinq n'auraient pas assez d'activité physique dans la journée. Un constat alarmant.
Aussi, dans ce livre, je vais vous proposer plusieurs exercices des plus ludiques pour réintégrer l'activité physique à vos routines familiales ! Motivez-vous ensemble, vous et votre enfant, pour bouger plus.

Une super astuce, très simple pour mettre plus de mouvement dans votre quotidien
Installez un podomètre sur votre téléphone et vérifiez régulièrement dans la journée le nombre de pas effectués... Pas glorieux ? Ce n'est pas grave, vous ne pouvez qu'améliorer votre score !
À compter d'aujourd'hui, ajoutez au moins 1 000 pas par jour. Comment ? Tout simplement en marchant une quinzaine de minutes (pour aller à l'école, faire une course, le tour du pâté de maison, etc.).
Puis augmentez la durée de la marche de 10 minutes la semaine suivante, et ainsi de suite. Changez vos habitudes de vie pour gagner un nouveau bien-être !

Les bienfaits du sport

J'ai un argument implacable, le voici. Il s'appelle l'effet dose-réponse : en gros, plus vous pratiquez une activité physique, plus vous en retirez des bénéfices sur votre santé, physique mais aussi psychique.
Donc si vous partez de tout en bas, vous avez tout à gagner !
Mais quoi au juste ?

- Une meilleure **santé cardiovasculaire** : diminution de l'hypertension artérielle, des maladies coronaires et du risque d'AVC.
- Une **digestion** facilitée.
- Une **limitation de la prise de poids**, une régulation de la glycémie donc une diminution de l'obésité et du diabète.
- Une **prévention du cancer et de ses récidives** (notamment du cancer du sein, du cancer du côlon et du cancer de l'endomètre).
- Un **renforcement osseux et musculaire** : réduction du risque d'ostéoporose, limitation de la perte musculaire et réduction des douleurs.
- Un **bien-être** grâce à la sécrétion d'endorphines, des hormones qui nous procurent une sensation de plaisir et qui relâchent nos muscles.
- **Moins de stress, d'anxiété, moins de dépression.**
- Un **meilleur sommeil**
- Une **amélioration des fonctions cognitives**.
- Plus de **liens sociaux**... générés par les rencontres pendant que l'on fait du sport !

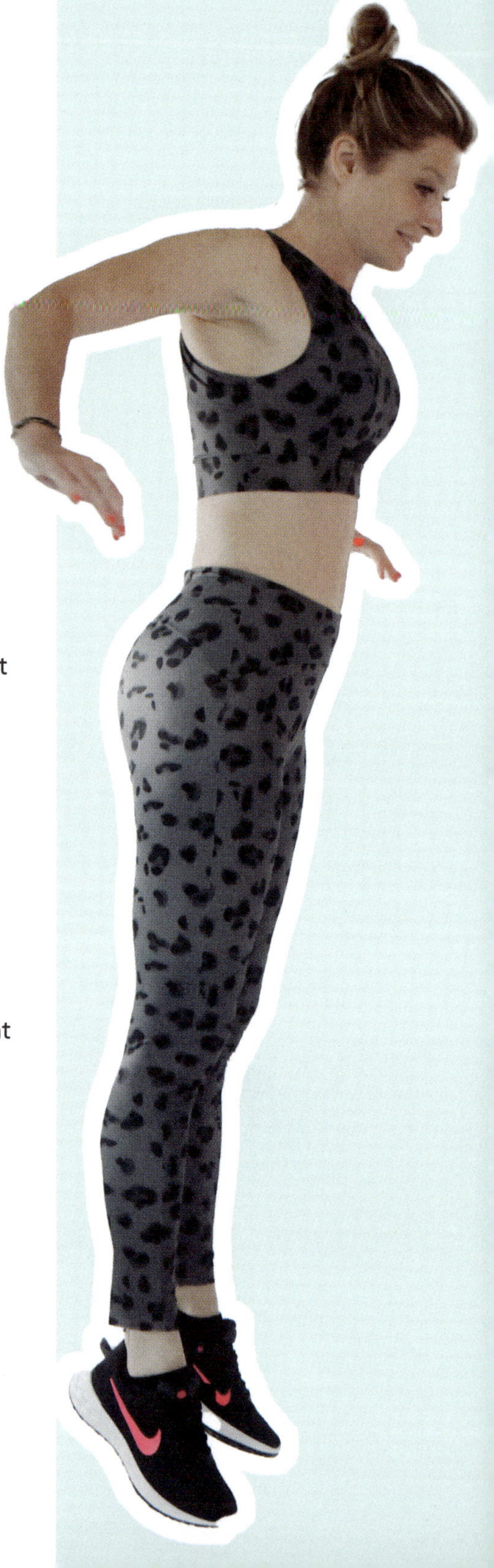

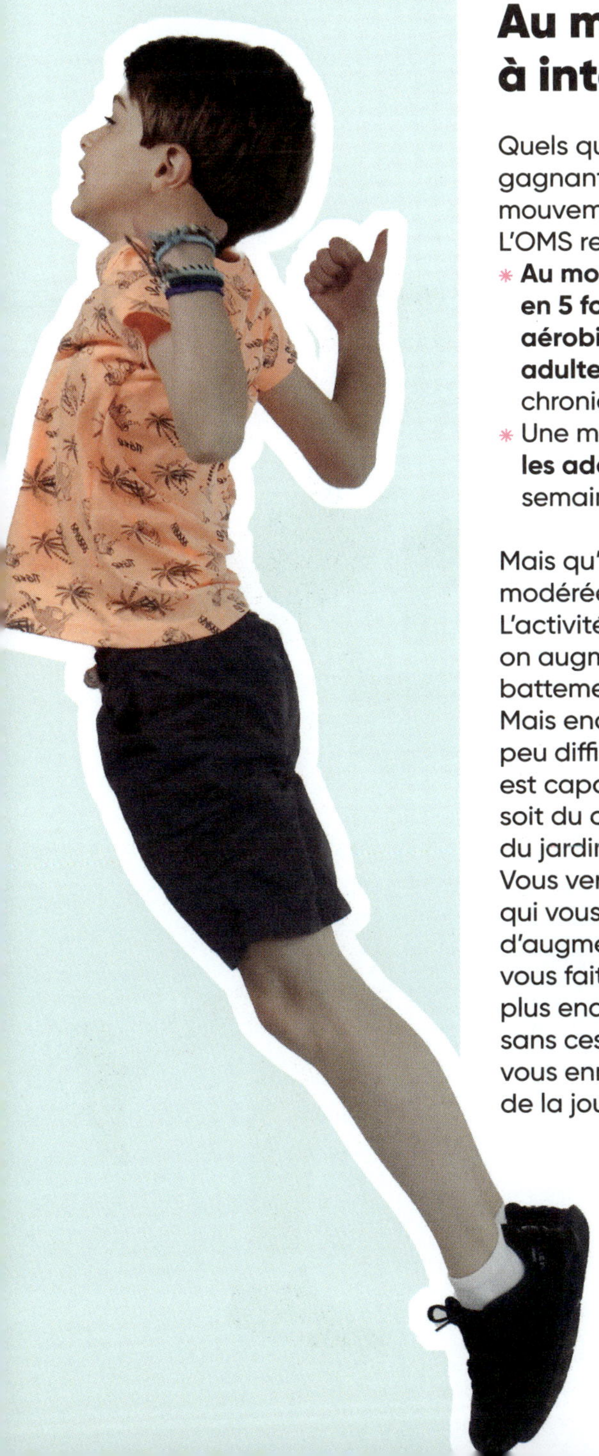

Au moins 30 minutes par jour à intensité modérée

Quels que soient votre âge et vos capacités, vous êtes gagnant à avoir une activité physique ; tous les types de mouvements ont leur importance.
L'OMS recommande :

* **Au moins 150 minutes par semaine – réparties idéalement en 5 fois, avec au moins 30 minutes par jour – d'activité aérobique d'intensité modérée à soutenue pour tous les adultes**, y compris les personnes atteintes de maladies chroniques ou en situation de handicap.
* Une moyenne de **60 minutes par jour pour les enfants et les adolescents**. Soit une dépense de 1 000 kcal chaque semaine.

Mais qu'est-ce qu'une activité physique à intensité modérée ?
L'activité physique à intensité modérée, c'est quand on augmente sa fréquence cardiaque, le nombre de battements de son cœur.
Mais encore ? C'est quand on trouve que l'exercice est un peu difficile, lorsque l'on est essoufflé, qu'on transpire, qu'on est capable de tenir l'activité au moins 30 minutes, que ce soit du cyclisme, de la course, de la natation, de la danse ou du jardinage !
Vous verrez, je vais vous proposer plusieurs trainings **cardio** qui vous feront bien travailler. En effet, le cardio permet d'augmenter votre rythme cardiaque et votre respiration. Il vous fait transpirer mais aussi perdre du poids. Il vous rend plus endurant, fait travailler votre cœur et vos muscles. Et sans cesse en mouvement, vous n'aurez pas le temps de vous ennuyer... ni de penser à ce vous devez faire d'ici la fin de la journée !

Un petit check up pour commencer !

Avant de reprendre toute activité sportive, n'hésitez pas à faire un chek up santé chez votre médecin généraliste, et ce d'autant plus si vous avez plus de 35 ans, que vous êtes sédentaire et ne pratiquez plus d'activité physique depuis quelque temps.
Il vérifiera si vous n'avez pas de contre-indications ou, si vous avez des facteurs de risque – tabagisme, surpoids, cholestérol, hypertension, diabète, problèmes cardiaques, *a fortiori* si vous avez plus de 40 ans et si vos parents ont eu des infarctus – quelles activités vous pouvez faire.
Le médecin calculera aussi votre pouls ou celui de votre enfant avant l'effort et après l'effort : par exemple, il peut vous demander d'enchaîner quelques mouvements simples pendant une minute pour ensuite reprendre votre pouls.
Si besoin, le médecin pourra réaliser un test d'effort plus complet qui enregistre, à l'aide d'électrodes posées sur le torse, l'activité de votre cœur.

Mon conseil

Gardez bien en tête ces chiffres de pouls ; vous pourrez vous amuser à les comparer avec ceux que vous obtiendrez au bout d'un mois, trois mois, etc. de pratique.

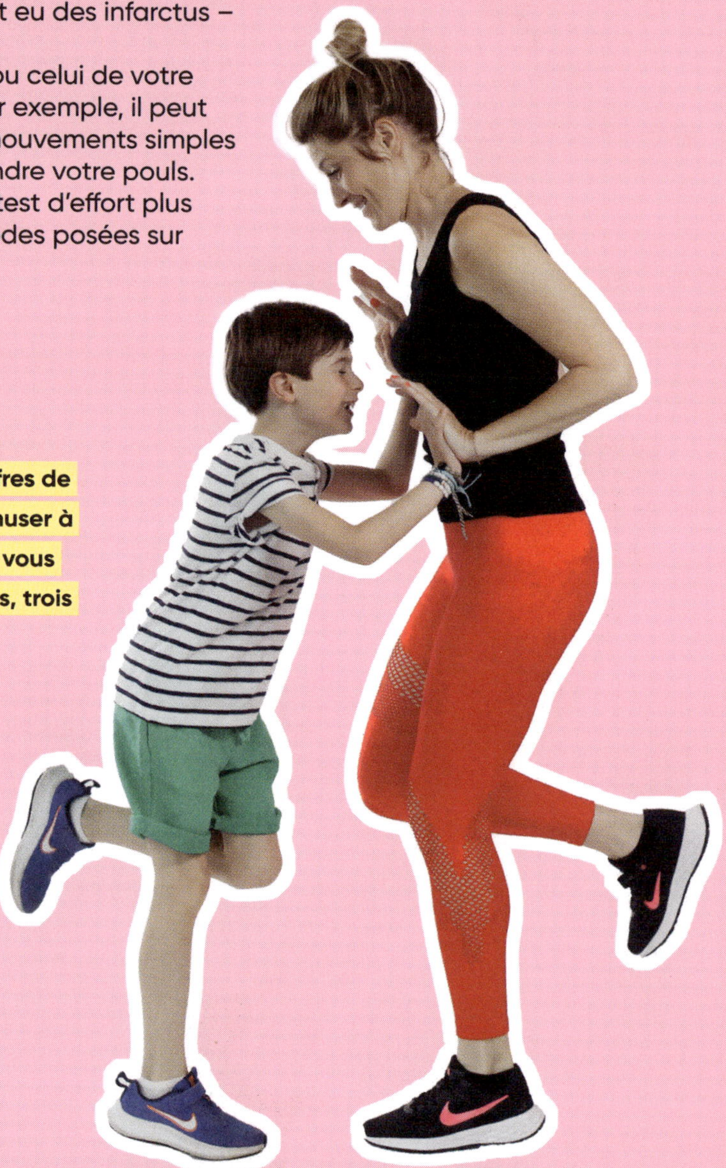

Le sport, ma résilience

Impossible ici de ne pas ouvrir une parenthèse… personnelle.

Un jour, je suis allée consulter mon généraliste pour un bête mal de gorge qui refusait de passer malgré sprays, pastilles et paracétamol. Après m'avoir auscultée, le médecin m'a délivré une ordonnance afin que je consulte un cardiologue, car il trouvait que mon cœur tapait fort. Surprise, je n'ai pas pris l'information au sérieux et j'ai attendu deux mois pour prendre rendez-vous. Il faut dire que je n'avais aucun symptôme : pas d'essoufflement, pas de difficultés à dormir ou de problèmes veineux… Bref, rien qui aurait pu m'inquiéter. Mais depuis que mon médecin m'avait dit ça, j'écoutais mon cœur le soir, dans mon lit, et effectivement, il tapait fort. Je n'y avais jamais prêté attention auparavant.

Le jour de mon rendez-vous, je suis allée, confiante, au cabinet du cardiologue. Pourtant, après une échographie, il m'a annoncé que j'étais atteinte d'une insuffisance cardiaque avancée, mais qu'il n'allait pas m'opérer tout de suite. J'en ai conclu que ce n'était pas bien grave et je suis partie en vacances. Nous étions en juillet.

À mon retour, j'en ai parlé à une amie qui s'était fait opérer du cœur ; elle m'a conseillé d'aller voir son cardiologue pour avoir un deuxième avis. Ce dernier m'a fait le même diagnostic, mais m'a prescrit des examens supplémentaires pour s'assurer qu'il n'y avait rien d'autre.

Le 20 septembre 2019, j'ai passé un angioscanner, un examen qui permet de voir le cœur en profondeur. Résultat : la douche froide. J'ai appris que je souffrais d'un anévrisme de l'aorte thoracique et d'une insuffisance cardiaque aortique de grade 2. En d'autres termes, il fallait opérer, et vite, car si l'anévrisme éclatait, l'issue serait fatale ! Le ciel me tombait sur la tête.

Imaginez-vous dans quel état j'étais à l'annonce du diagnostic, et en attendant de me faire opérer à cœur ouvert… Car du diagnostic à l'opération, il s'est écoulé un mois. Un mois très compliqué à vivre, parce que j'avais peur de mourir à tout moment.

Aujourd'hui, je peux dire que c'est grâce au sport et au mental que je suis parvenue, tant bien que mal, à surmonter cette attente terriblement angoissante.

Je suis entrée en pleine forme à l'hôpital, deux jours avant de me faire opérer, le 29 octobre 2019… pour en ressortir dix jours plus tard, complètement affaiblie. Impossible de marcher comme avant, de lever les bras… J'étais extrêmement fatiguée, et j'avais toujours peur.

Si vous pensez que l'on ne doit plus rien faire après ce type d'opération, sachez que c'est faux ! Dès le quatrième ou cinquième jour qui a suivi l'opération, la réadaptation a commencé. J'ai travaillé avec des kinés, pour reprendre des forces et m'entraîner à bouger petit à petit, ce qui, au début, n'avait rien d'évident !

Une fois sortie de l'hôpital, j'ai continué ma réadaptation cardiaque, cette fois en ambulatoire, durant un mois. Même si j'étais encore fatiguée, elle m'a fait un bien fou, physiquement et mentalement.

Et savez-vous quel sport je pratiquais pendant ma rééducation ? Du fitness. Une semaine après l'opération, j'étais déjà assise sur un vélo ou sur une chaise, à enchaîner des exercices comme je le pouvais.

Évidemment, au début ce n'était pas rose. Je ne pouvais plus lever les bras ni les jambes ; je ne pouvais plus m'allonger à cause de la cicatrice et des agrafes internes et externes qui refermaient mon sternum ; je ne pouvais pas non plus me redresser tant j'avais les épaules voûtées et mal au dos. On aurait dit une petite vieille !

Sans parler de la douleur permanente et de la peur de mourir, qui m'empêchaient littéralement de dormir : j'étais épuisée. Quand je m'endormais finalement, c'était à moitié assise, à cause de ma cicatrice. Je ne voulais pas prendre de somnifères ni d'anxiolytiques, mais j'étais si fatiguée, stressée, affaiblie et démoralisée que j'ai fini par faire quelques séances de sophrologie et d'autohypnose, qui m'ont beaucoup soulagée.

En fin de compte, l'exercice physique et la rééducation cardiaque m'ont littéralement remise sur pied, physiquement et mentalement. Alors que j'avais perdu du poids et mes muscles, j'ai progressé plus vite que je ne l'aurais cru. J'ai réussi à lever un peu mieux les bras, les jambes ; je me suis sentie moins fatiguée, ce qui m'a encouragée à aller de l'avant. Constater mes progrès jour après jour, après avoir cru que je ne pourrais plus rien faire, était un formidable encouragement.

Le sport a été un vrai booster, il m'a rendue plus forte : j'ai pu vérifier, concrètement, à quel point il était essentiel à notre santé autant qu'à notre mental.

Aujourd'hui plus que jamais, ma philosophie tient dans cette phrase :

« Fais du sport pour ta santé, et le reste suivra. »

Tu es trop stressé ?
Fais du sport !

Tu n'as pas une bonne image de toi ?
Fais du sport !

Tu te sens seul ?
Fais du sport !

Tu es toujours négatif ?
Fais du sport !

Tu as mal dormi ?
Fais du sport !

Tu n'as pas le moral ?
Fais du sport !

Tu manques d'énergie ?
Fais du sport !

Tu veux perdre du poids ?
Fais du sport !

Tu te sens mal dans ton corps ?
Fais du sport !

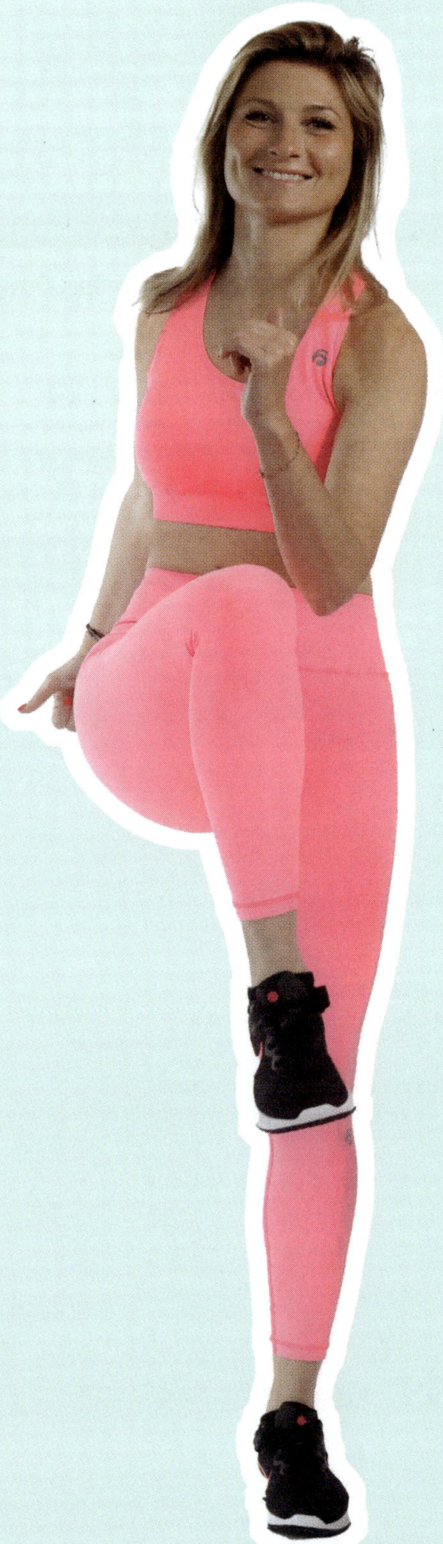

L'activité physique, indispensable pour accompagner la croissance de nos enfants

Le sport, pendant l'enfance et l'adolescence, c'est d'abord jouer, s'amuser, se dépenser. C'est plus de l'activité physique que du sport à proprement parler. La notion de plaisir doit toujours primer.
L'activité physique est essentielle pour l'enfant, pour son développement physique, psychomoteur, psychologique et intellectuel.

Les bienfaits physiques et psychomoteurs

* Développement psychomoteur
* Coordination temporo-spatiale
* Équilibre
* Souplesse
* Renforcement du squelette et du cœur
* Développement musculaire et du schéma corporel
* Régulation du poids
* Lutte contre la sédentarité (souvent due aux écrans)
* Bonne hygiène de vie et bonne santé, bonne immunité
* Amélioration du sommeil
* Permet de se sentir bien dans son corps et d'avoir du plaisir !

Les bienfaits psychologiques et intellectuels

* Développement de la concentration, de la mémoire
* Facilitation des apprentissages et des fonctions cognitives
* Valorisation, confiance en soi
* Autonomie
* Culte de l'effort, de la volonté, envie de se dépasser
* Sociabilité, respect des règles, de l'autre, esprit d'équipe, d'entraide
* Réduction du stress, de l'anxiété, de la fatigue
* Possibilité de se défouler, de lâcher prise !
* Pour les enfants agités, apprend la maîtrise de soi.

Zoom sur

Le développement psychomoteur de l'enfant

L'entrée à la maternelle est le temps du mouvement : le jeune enfant passe la journée à sauter, courir, grimper, se suspendre, tenir en équilibre... quand il ne dort pas. Il n'a de cesse d'imiter les autres et c'est ainsi qu'il apprend à faire bouger son corps.

Certaines activités sont ouvertes aux tout-petits, sous forme ludique : baby gym, bébés nageurs, éveil à la danse, etc.

À l'âge du primaire, l'enfant découvre de nouvelles activités au sein de l'école et en dehors. Il devient capable d'apprendre de nouveaux mouvements, et même si sa technique reste encore à améliorer, les gestes se font plus précis.

Quelle que soit l'activité, les exercices doivent rester motivants afin que l'enfant ait envie de s'entraîner pour s'améliorer.

À la puberté, l'enfant a un meilleur équilibre, une concentration plus efficiente. L'émulation avec ses camarades l'entraîne à se dépasser. D'où l'utilité de lui apprendre les bons gestes – qu'il gardera avec un peu de chance (et d'effort) toute sa vie – pour bien exécuter les mouvements, progresser mais aussi pour ne pas se blesser.

Son corps en plein bouleversement hormonal est sujet à des petits traumatismes (au niveau des os, des articulations, des tendons) dus à la croissance, et les modifications physiques que cette dernière entraîne rendent parfois le geste moins précis. Plus tard, une fois la croissance terminée, l'entraînement pourra alors être intense et soutenu.

Les recommandations officielles

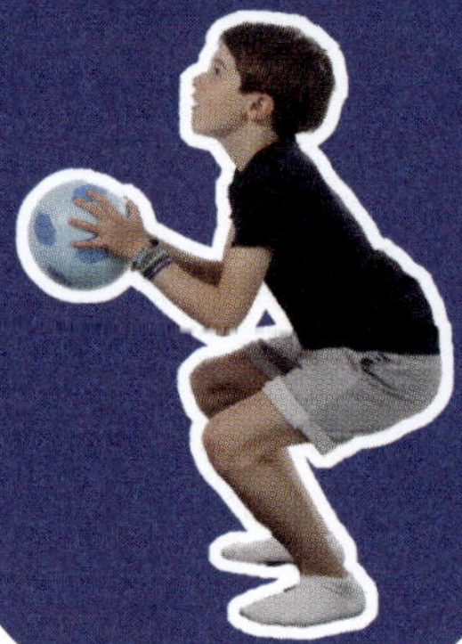

Dès le plus jeune âge, il est donc bénéfique d'adopter un mode de vie actif. Voici les recommandations de l'ANSES (agence nationale de sécurité sanitaire, alimentation, environnement, travail) :

* **Pour les enfants de moins de 5 ans : 3 heures** d'activité physique par jour.

  => Il s'agit de favoriser le jeu et le plaisir, de diversifier les activités (marche, course, sauts, lancers, équilibre, découverte du milieu aquatique).

* **Pour les enfants de 6 à 11 ans : 1 heure minimum** d'activité physique d'intensité modérée à élevée par jour.

  => L'objectif est de donner aux enfants l'envie de bouger, de les inciter à jouer, de bouger avec eux, de les accompagner à l'école à vélo ou à pied, de favoriser les activités collectives ou entre amis, en club, en association scolaire...

* **Pour les adolescents de 12 à 17 ans : 1 heure** d'activité physique d'intensité modérée à élevée par jour.

  => Le but est de solliciter les muscles et d'améliorer l'endurance et la souplesse (gymnastique, escalade, danse, jeux de ballon...). Toutes les occasions sont bonnes pour bouger : jeux entre amis, en club ou en famille ; surtout, laissez-les choisir des activités qui leur plaisent !

En résumé, favoriser les activités en famille ou entre amis, associer sport, jeu et plaisir comme je vous le propose ici, sont les clés pour garder vos enfants motivés, et limiter leur temps de sédentarité devant les écrans.

Exemples :

* aller à l'école ou chez un copain à pied ou à vélo,
* se promener au moins 30 minutes,
* emprunter les escaliers plutôt que les ascenseurs ou les escalators,
* jouer au ballon,
* danser pour se défouler, faire la fête ou pour le plaisir,
* jouer à chat perché,
* faire du roller ou du skate,
* nager,
* jardiner,
* bricoler ou faire le ménage ensemble, etc.

En habituant votre enfant dès le plus jeune âge à bouger, vous lui donnez la culture du sport !

Quelle activité pour quel enfant ?

Une question d'âge…

- **Avant 8 ans**, développez sa symétrie avec la gymnastique, la natation. Il s'agit de lui faire découvrir le sport, tout en douceur.
- **Après 8 ans**, l'enfant peut commencer une activité sportive à proprement parler, car il a des notions d'équilibre, de coordination, de force. Améliorez sa coordination et son sens du collectif avec des sports comme le judo, l'athlétisme, mais aussi tout sport d'endurance (cyclisme, course à pied, natation).

Surtout, variez les disciplines, associez-les : par exemple, un sport d'endurance (qui améliore la capacité cardio-respiratoire) et un sport de coordination. Sans oublier les exercices de renforcement musculaire, pour augmenter la force, la puissance et l'endurance, et les exercices d'équilibre et d'assouplissement.

- **Entre 8 et 12 ans**, votre enfant peut avoir envie de se perfectionner, de se dépasser. Gare aux blessures (voir page 28). Organisez avec lui des courses d'orientation, des balades à vélo, des randonnées…
- **Adolescent** : peut-être votre enfant devenu ado n'aime-t-il pas le sport ? Ou souhaite-t-il abandonner ou changer sa pratique ? Ce ne serait pas un cas isolé : selon le ministère des sports, plus de 30 % des adolescents de 12 à 17 ans ne pratiquent pas d'activité sportive particulière. Alors que faire ?

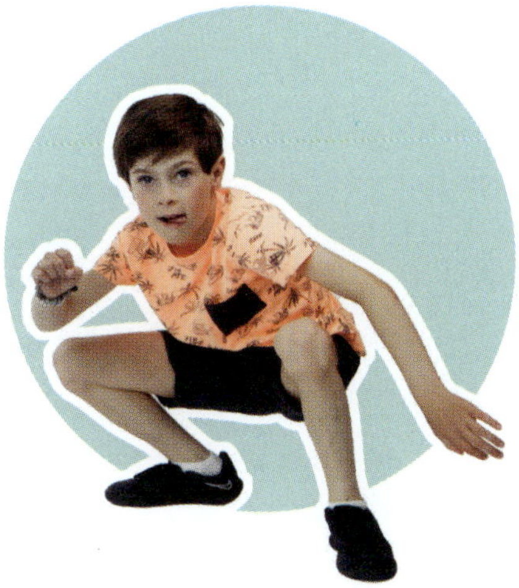

Votre enfant doit pratiquer une activité qu'il aura choisie lui-même, qu'il apprécie. Ne le poussez pas à faire un sport que vous, vous aimez ou qui développerait un trait de caractère qui, selon vous, lui fait défaut. Par exemple, l'inscrire à un sport collectif alors qu'il manque de confiance en lui pourrait l'en dégoûter.

... et de caractère

- Votre enfant est timide ? Inscrivez-le à un sport collectif ou de contact comme le handball, le judo...
- Votre enfant ne tient pas en place, il est maladroit ? Choisissez plutôt un sport individuel comme la natation, l'athlétisme, la gymnastique...
- Votre enfant est plutôt calme ? Le tennis ou tennis de table devraient lui aller comme un gant.

En résumé

Initiez votre enfant au mouvement dès son plus jeune âge, avec vous mais aussi grâce aux baby sports. En lui donnant de bonnes habitudes, vous lui offrez une bonne santé.

Pour bien choisir son activité, sans surprise, il faut tester ! Pour cela, renseignez-vous lors des journées portes ouvertes ou inscrivez-le à des cours d'essai près de chez vous.

Une fois l'activité choisie et l'inscription faite, tenez-vous-y ! Si votre enfant ne veut plus y aller, expliquez-lui qu'il s'est engagé pour une année et allez discuter avec l'enseignant pour comprendre et solutionner ensemble le problème rencontré (bien souvent anodin et passager).

Faites de la pratique sportive un moment convivial, en famille ou entre amis, que ce soit chez vous ou à l'extérieur.

Mémo

4 règles d'or

1. Y aller progressivement (démarrer doucement et poursuivre à son rythme).

2. Sentraîner régulirement (mieux vaut 10 minutes tous les jours qu'une grosse séance d'1 heure le week-end).

3. S'échauffer avant et récupérer après.

4. Manger et boire suffisamment.

Pas besoin de super matériel pour bouger !

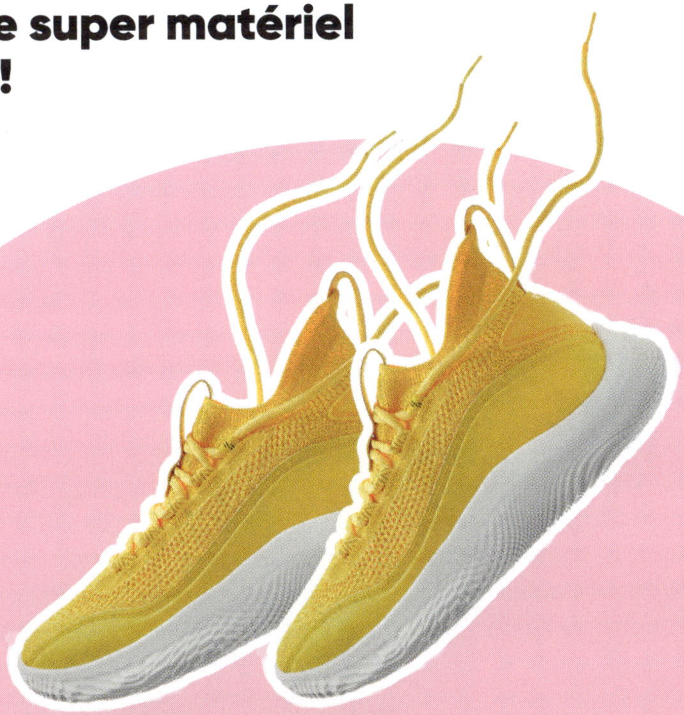

Ce n'est pas parce qu'on n'a pas de matériel qu'on ne peut pas travailler ! La preuve.

* Pour pratiquer, portez chacun **une tenue confortable**, qui vous laisse libre de vos mouvements.
* Chaussez-vous d'une bonne **paire de baskets**, et c'est tout ! Enfin, pas complètement. J'aimerais expliquer l'intérêt d'être BIEN chaussé.

Les vieilles baskets que vous n'arrivez pas à jeter pour X ou Y raison mais qui ont largement fait leur temps, jetez-les ! Sinon, vous risquez de vous blesser aux articulations, d'abîmer vos pieds, vos ongles, de glisser... Donnez l'exemple à votre enfant et choisissez, pour lui et pour vous, des chaussures adaptées.

Mais attention, **une chaussure adaptée n'est pas la même pour toutes les activités** ! En salle, sur tapis, en extérieur, sur sable ou chemins caillouteux, pour courir, randonner ou faire du fitness, il ne vous faudra pas la même chaussure ! Faites-vous conseiller.

Selon l'activité choisie, **prêtez une attention toute particulière**

aux semelles et au maintien de la cheville. Profitez-en pour jeter un œil à vos semelles : observez les zones usées, elles vous renseigneront sur vos appuis :

– Vos semelles sont usées à l'avant du pied ? Vous êtes dit universel.

– Sur les bords extérieurs, vous êtes supinateur.

– Sur les bords intérieurs, vous êtes pronateur.

Des renseignements importants à communiquer au vendeur qui vous conseillera pour l'achat de vos nouvelles baskets.

Avoir des bonnes chaussures, adaptées à votre pratique, c'est tout simplement avoir moins de risques de se blesser.

J'ai dit qu'une tenue appropriée et une bonne paire de baskets suffisaient. Ce n'est pas tout à fait vrai...

* Pour certains exercices que je vous propose, je vous recommande d'utiliser **un tapis** afin que ce soit plus confortable. Vous n'en avez pas chez vous ? Utilisez une serviette de plage (attention toutefois, cette dernière peut glisser). Aussi je vous conseille d'acheter un bon tapis, épais pour ne pas avoir mal au coccyx par exemple mais aussi antidérapant, qui ne glisse pas et qui adhère bien au sol ; c'est important, sinon, vous pouvez chuter et vous faire très mal.

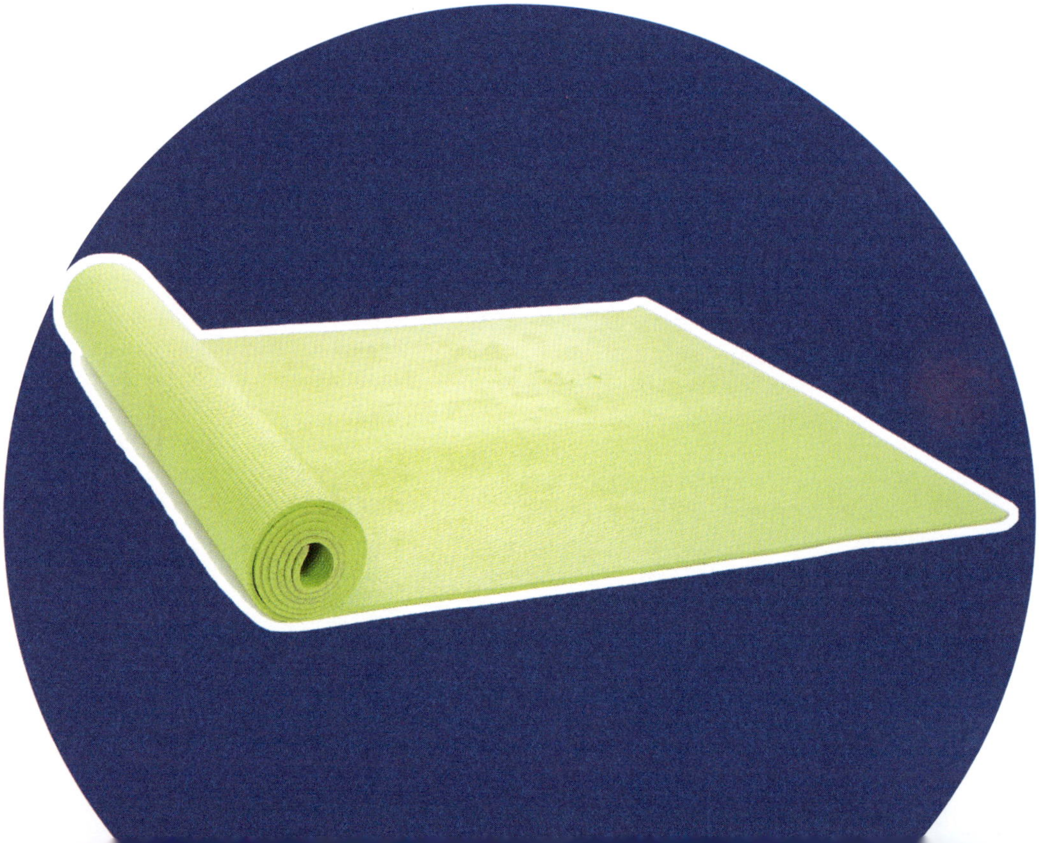

* J'aime habituellement utiliser des élastiques, des poids, un bâton, mais avec les enfants, je les déconseille : mal utilisés, ils peuvent générer des douleurs et même des petits accidents. Alors misons sur la prudence et restons basiques !

  Je me sers plutôt d'une **balle** ou d'un ballon : ça, vous devriez avoir ; sinon, c'est un must-have ! La balle est parfaite pour travailler les abdominaux, la coordination, l'équilibre, et elle est un accessoire que les enfants maîtrisent généralement bien, une bonne occasion de bouger ensemble !
* Enfin, n'oubliez pas un accessoire indispensable : **la gourde** ! S'hydrater par petites gorgées, c'est essentiel ! Rien de mieux que l'eau pour récupérer. Celle du robinet est parfaite pour garantir une bonne hydratation. Réservez les sodas aux soirées entre amis ; au quotidien, c'est de l'eau, encore de l'eau et surtout, uniquement de l'eau !
* Et j'oubliais un dernier accessoire : **un chrono** ! Pas du tout gadget, les enfants l'adorent : rien de tel que de se chronométrer pour relever avec eux un challenge – vous allez vite comprendre si vous ne le saviez pas que les enfants adorent les challenges !

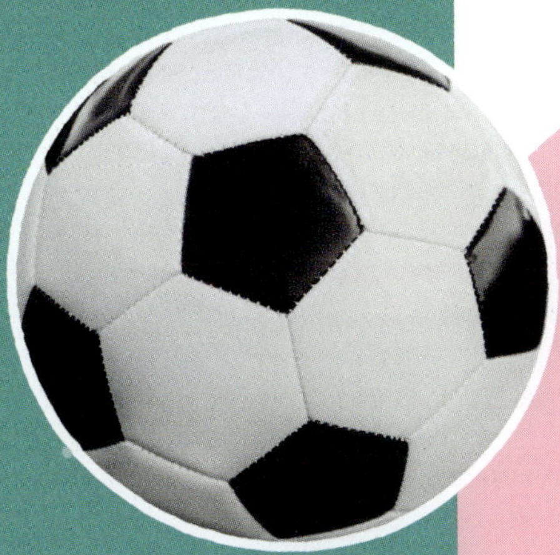

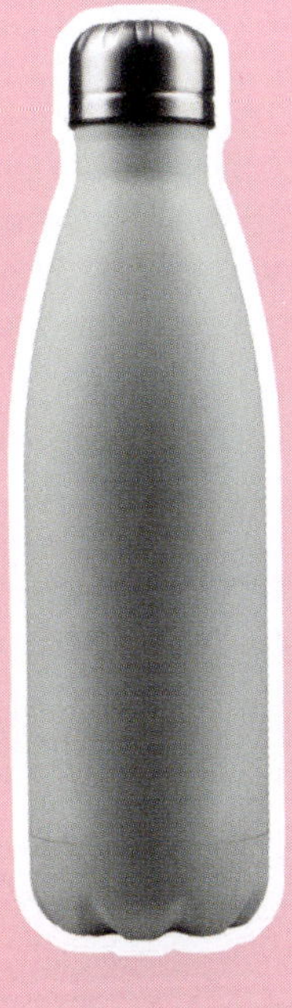

Que faire en cas de courbatures ?

Les courbatures peuvent être dues à plusieurs choses :

* une sollicitation intense des muscles après un manque de sport ;
* une séance différente, avec des exos que notre/son corps n'a pas l'habitude de faire ;
* un entraînement ou un volume différent, etc.

Elles apparaissent entre 24 et 48 heures après la séance ou l'effort. Généralement, quand on est adulte, on est contents d'en avoir, on se dit qu'on a bien travaillé, mais il n'empêche que ça fait mal ! C'est d'ailleurs plutôt la douleur que votre enfant retient...

Un peu de repos suffit généralement pour estomper les courbatures. Mais on peut tout à fait s'entraîner avec des courbatures, cela peut même les atténuer ; il faut juste faire attention, si celles-ci sont chroniques, qu'elles ne sont pas dues à un manque de magnésium ou d'hydratation qui génère des crampes.

Si elles vous font trop mal, suspendez quelque temps vos séances ou diminuez leur intensité et allez marcher. Elles devraient disparaître dans les 72 heures.

Et en cas de blessure ?

Là, il faut se reposer et surtout consulter ! Écoutez ce que vous dit le médecin, le kiné et prenez du repos. Si c'est le bas du corps qui est blessé, vous pouvez exercer le haut du corps si vous avez envie de vous entraîner, et vice versa, mais prenez toutes les précautions, en accord avec le spécialiste de santé. Apprenez à écouter et à respecter votre corps.

Pour autant, ne confondez pas blessure, fatigue musculaire et fatigue tout court – comme quand on est épuisé parce que trop stressé dans son travail ; dans ce cas, faire du sport peut vous redonner un petit coup de boost.

Idem quand on a des tensions dans le dos, la nuque, à la fin de la journée passée devant l'ordinateur, on hésite parfois à s'entraîner de peur de se faire encore plus mal alors que quelques étirements peuvent au contraire dénouer les tensions, renforcer les muscles endoloris. On sait d'ailleurs aujourd'hui qu'un mal de dos se soigne en bougeant, non en restant à ne rien faire.

C'est lorsque l'on est vraiment très, très fatigué, qu'on peut se blesser. C'est souvent ce qui se passe aux sports d'hiver : des personnes qui n'ont pas fait de sport depuis longtemps se mettent à skier toute la journée et n'écoutent pas leur fatigue : arrive alors la chute, avec parfois de gros dégâts.

Mon conseil

Si vous ressentez une grande fatigue musculaire, que vous avez vraiment du mal à lever les jambes, c'est que votre corps, à un moment donné, a trop donné, vous risquez de vous blesser. Mieux vaut préférer vous reposer et reprendre plus tard, quand vous irez mieux.

Memo

Quelques conseils de base et de bon sens

NE PRATIQUEZ PAS DANS LES CAS SUIVANTS.

Il fait trop chaud. Vous risquez de vous déshydrater, d'avoir un coup de chaleur.

L'air est particulièrement pollué. La pollution pénètre plus que d'habitude dans vos poumons.

Vous avez une maladie chronique en poussée active : allergie, arthrose, arthrite...

Vous êtes malade, avez de la fièvre.

Vous souffrez de douleurs inhabituelles – consultez.

MIEUX VAUT PRÉVENIR QUE GUÉRIR !

Vérifiez que votre enfant ne porte pas de bijoux qui risqueraient de le blesser, d'entraver certains mouvements.

Exit les bonbons et autres chewing-gums pendant la séance, ils pourraient être avalés soudainement par mégarde et faire fausse route !

Pour se mettre dans l'ambiance...

Quand la musique est bonne, bonne, bonne, bonne
Personnellement, j'adore m'entraîner en musique. Les jours où je me sens un peu fatiguée, je lance ma playlist dédiée au sport et ça me booste immédiatement ! La musique est pratique aussi, car elle permet d'accorder ses mouvements au rythme, de compter le nombre de répétitions... et de tenir jusqu'au bout !
Demandez à votre enfant quelles sont ses musiques préférées et jouez-les ! Un bon moyen de découvrir ses chanteuses et chanteurs préférés et d'échanger en bougeant. Et puis la fois d'après, c'est vous qui lui ferez découvrir vos morceaux préférés !

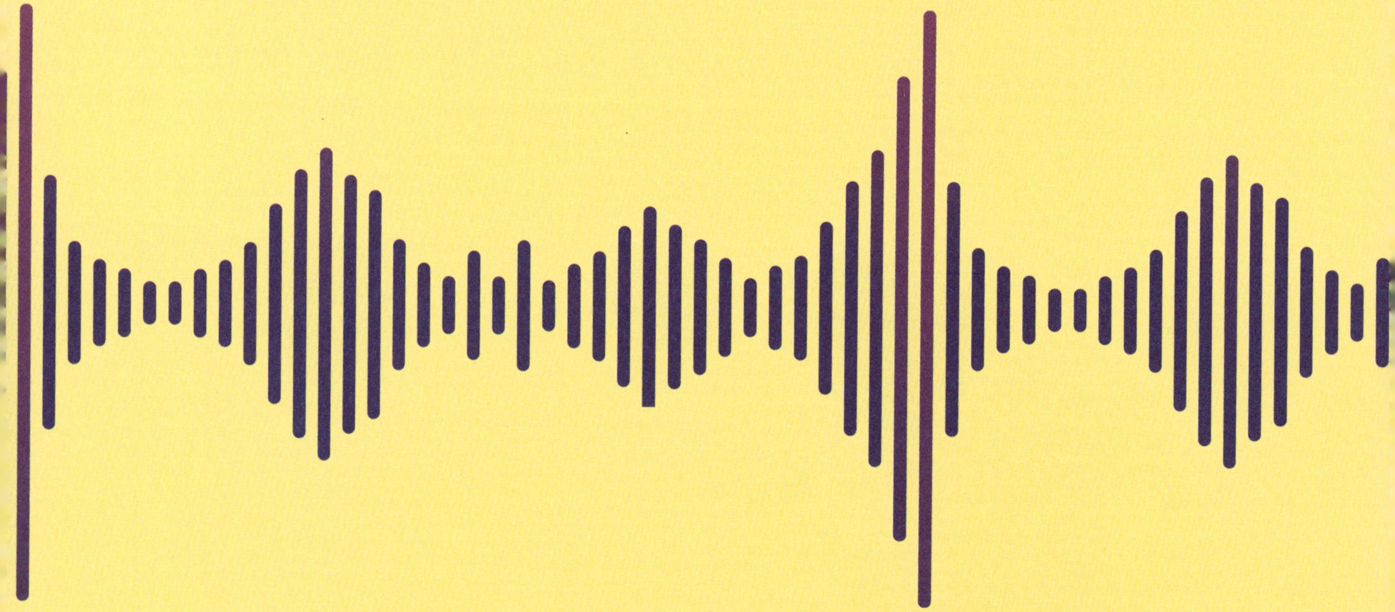

Le bon moment, c'est le vôtre !

Dans ce livre, je n'ai volontairement pas créé de programme avec des séances à répartir plusieurs fois dans la semaine ou le week-end pour une raison très simple : je ne veux pas rajouter une pression à la charge mentale du parent qui cumule déjà beaucoup de casquettes et qui court le soir en rentrant du travail pour surveiller le bain ou les devoirs pendant qu'il prépare le repas.
Le bon moment pour bouger ensemble, c'est le bon pour vous ! Ça peut être pendant une heure que vous avez devant vous le week-end… comme 10 minutes un soir de la semaine, avant ou après les devoirs. Le bon moment, vous le comprendrez vite, c'est surtout quand le besoin s'en fait sentir…

Du sport, oui, mais pas trop !

Si le sport apporte beaucoup de bienfaits à nos enfants, qu'il faut l'encourager, il est important de respecter certaines limites, notamment celle du **surentraînement**.

Additionnez toutes les activités sportives (y compris l'EPS) de l'enfant, **elles ne doivent pas excéder dix heures par semaine**.

Selon le pédiatre Michel Binder, médecin du sport de l'enfant et de l'adolescent à la Clinique du sport-Centre médicochirurgical Paris-V, « Qu'il soit volontaire ou "imposé", l'excès d'entraînement impose des efforts dont l'intensité, le rythme et la durée sont tels que les possibilités physiques ou psychologiques de l'enfant sont dépassées. Cela peut donc perturber son équilibre général, induisant ainsi contre-performance, démotivation, fatigue, mais aussi troubles relationnels, affectifs, troubles du sommeil et de l'alimentation, voire baisse des résultats scolaires. C'est donc un facteur limitant dans la pratique sportive à bien appréhender. »

En effet, le cartilage de croissance de l'enfant est particulièrement sensible et peut être soumis à des microtraumatismes répétés en cas d'excès de sollicitation au niveau de l'insertion d'un tendon d'un muscle.

La douleur doit être une sonnette d'alarme. Localisée, elle est augmentée par les activités sportives, avec parfois des signes inflammatoires locaux. Peuvent apparaître, en fonction de l'âge, du sport pratiqué ou de la région impliquée, des ostéochondroses apophysaires (les plus connues étant la maladie de Sever au talon, la maladie de Scheuermann vertébrale ou l'apophysite tibiale antérieure ou maladie d'Osgood Schlatter) ou articulaires. Dans ce cas, le médecin prescrit un arrêt temporaire du sport dans les formes les plus sévères, sinon l'arrêt du geste dès l'apparition de la douleur.

Manger avant ou après une séance ?

Je n'ai pas de réponse tranchée, car ça dépend un peu de chacun.

Faire des séances au saut du lit, sans même prendre le temps de petit déjeuner, vous permet à vous, adulte, de puiser dans vos réserves de graisse, surtout si vous réalisez des séances intenses. Évitez toutefois de pratiquer à jeun un circuit cardio, vous risquez de faire un malaise si vous n'avez pas l'habitude. Si vous y tenez, je vous conseille de **manger un fruit avant la séance** (par exemple, une banane, une pomme), qui vous apportera de l'énergie. Pas un gâteau au chocolat !

Pensez, vous et votre enfant, à bien **vous hydrater**, même si vous n'en ressentez pas le besoin. Buvez par petites gorgées avant, pendant et après la séance.

Si vous avez mangé léger avant la séance, privilégiez **les protéines après**, pour faire du muscle, mais n'oubliez pas que l'essentiel est de **manger diversifié**.

J'ajoute une règle d'or, à inculquer aux enfants dès leur plus jeune âge : **ne pas grignoter entre les repas** ! En donnant sans cesse à manger à son organisme, votre enfant va réclamer encore et toujours.

Apprenez-lui à boire de l'eau tout au long de la journée et à bien manger lorsque tout le monde est à table, pas entre les repas.

De retour à la maison où sempiternellement, votre enfant réclame à cor et à cri sa pitance ? Servez-lui pour le faire patienter, le temps que vous prépariez le repas, un grand verre d'eau qui va le caler, le rassasier. Vous pouvez ajouter quelques gouttes de citron, un super antioxydant. En revanche, évitez de lui donner du pain ou des fruits, vrai coupe-faim pour le premier et généralement très sucrés pour les seconds.

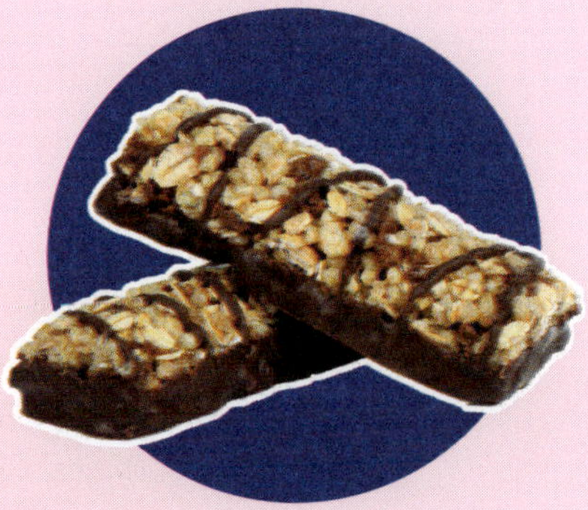

Mon conseil

Si vous prenez des barres protéinées (ou autres substituts sportifs) et donnez à vos enfants des barres céréales, pensez toujours à vérifier leur composition : elle doit être la plus naturelle possible et contenir peu de sucre. Or vous constaterez que la plupart sont très sucrées. Quant aux barres protéinées, elles sont surtout réservées aux personnes qui souhaitent faire de la musculation et ont donc une alimentation particulière, généralement surveillée par un professionnel.

J'en profite pour ouvrir une parenthèse : **attention aux régimes**. La plupart du temps, on perd beaucoup de poids pour finalement le reprendre. Alors si vous voulez vraiment faire un régime, faites-vous suivre par un nutritionniste qui l'adaptera en fonction de vous.

Mais la plupart du temps, ne soyez pas dans la restriction, adoptez une bonne hygiène alimentaire, cuisinez maison, pensez à bien vous hydrater et arrêtez de grignoter, des conseils que vous avez certainement déjà entendus et qui sont, je vous le garantis, 1 000 fois plus efficaces que les régimes qui au final ne fonctionnent pas.

Mon conseil

Si vous vivez une période particulièrement stressante, faites attention car le stress peut vous amener à manger beaucoup plus.
Si votre ventre a tendance à gonfler, penchez-vous sur ce que vous mangez et écartez une éventuelle intolérance alimentaire. Buvez des tisanes adaptées à vos maux mais aussi pour vous recentrer, prendre une pause pour vous...

Les 7 règles d'or

On dit souvent que l'âge de raison est 7 ans. Alors voici 7 règles à avoir en tête quand vous bougez avec votre enfant :

1

S'échauffer.

C'est indispensable pour préparer l'organisme à l'effort et éviter de se blesser.

2

Ne pas forcer.

Y aller toujours progressivement et sans obliger l'enfant. Faire des pauses, puis reprendre, aujourd'hui ou un autre jour !

3

Mettre de la régularité.

Essayer d'ancrer la pratique, d'en faire une habitude.

4

Ne pas faire d'apnée !

Petit rappel : inspirer par le nez, expirer par la bouche pendant l'effort.

5

Boire régulièrement.

S'hydrater est essentiel pendant et après la séance.

6

S'amuser.

Toujours pratiquer dans la bonne humeur et prendre du plaisir ensemble.

7

Accepter d'être critiqué !

Votre enfant ne vous loupera pas, c'est sûr ! Alors plutôt que de vous vexer ou le rembarrer, faites bonne figure : tout ça est un jeu, et si ça peut lui permettre de se dépenser davantage en vous montrant comment mieux faire, c'est tant mieux !

1

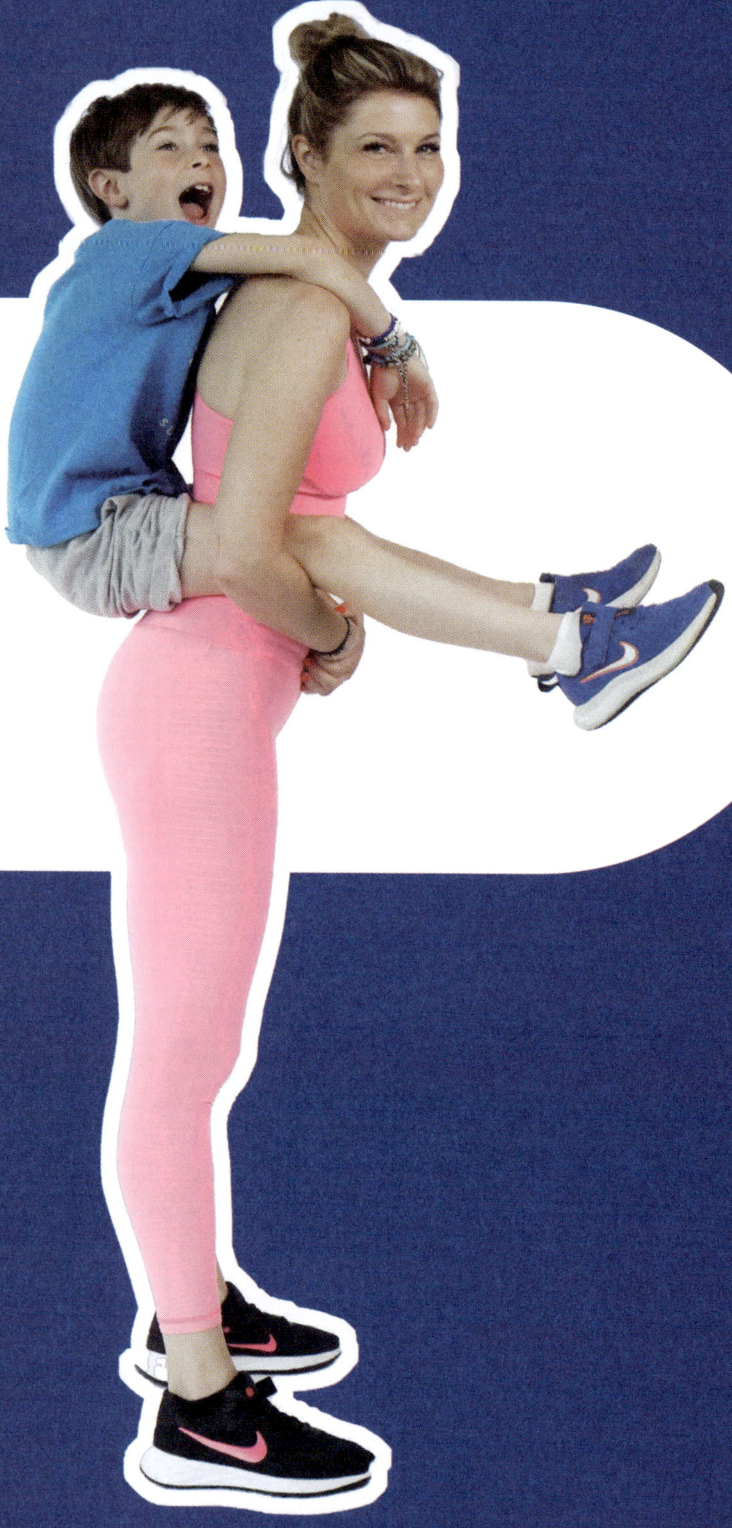

Attention ça chauffe !

L'échauffement est incontournable pour préparer le corps à l'effort, éviter de se blesser et rentrer dans l'ambiance de la séance. Je vous propose deux petits trainings, choisissez celui que vous voulez. Je vous conseille vivement de mettre de la musique entraînante : motivant et parfait pour vous appuyer sur le rythme et compter le nombre de répétitions !

Un échauffement sur mesure !

S'échauffer, c'est une entrée en matière avant de passer aux vraies festivités ! Prêts ? Alors répétez chaque exercice dix à vingt fois !

1. Debout, on commence notre échauffement en montant bien les genoux. On ajoute une dynamique avec les bras. Inutile d'aller vite, on s'échauffe !

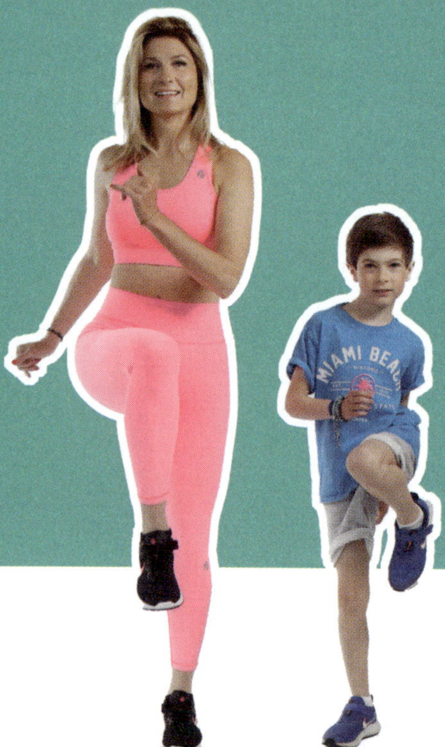

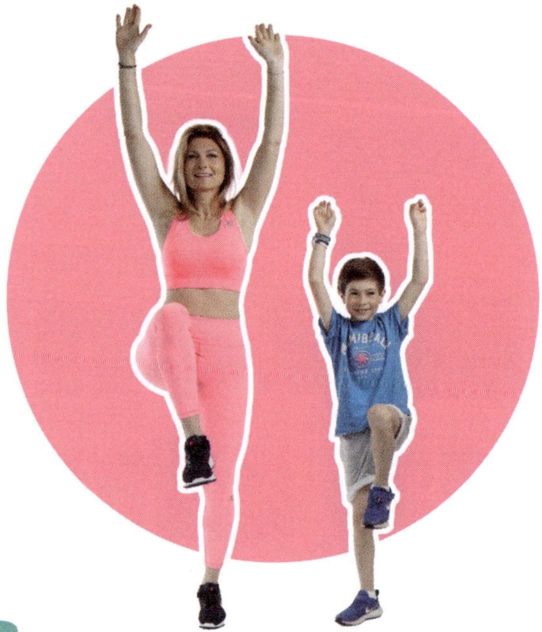

2. On continue, mais cette fois, on monte les bras tendus vers le plafond et on redescend. Et ainsi de suite.

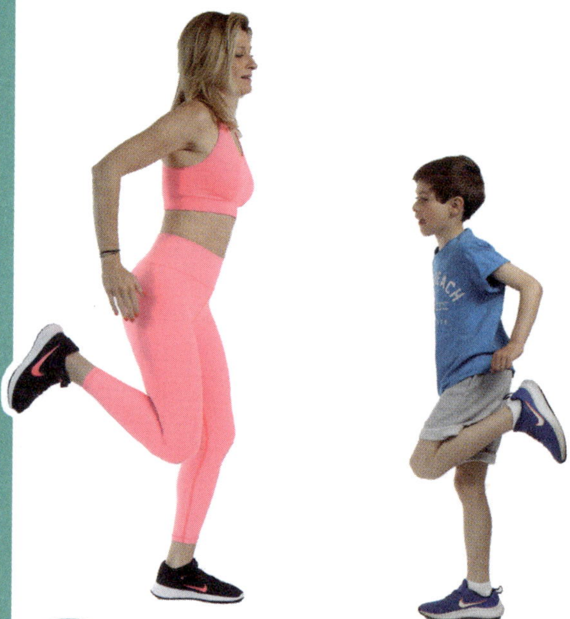

3. Puis on balance les bras en arrière tandis qu'on passe en talon/fesse d'un côté puis de l'autre.

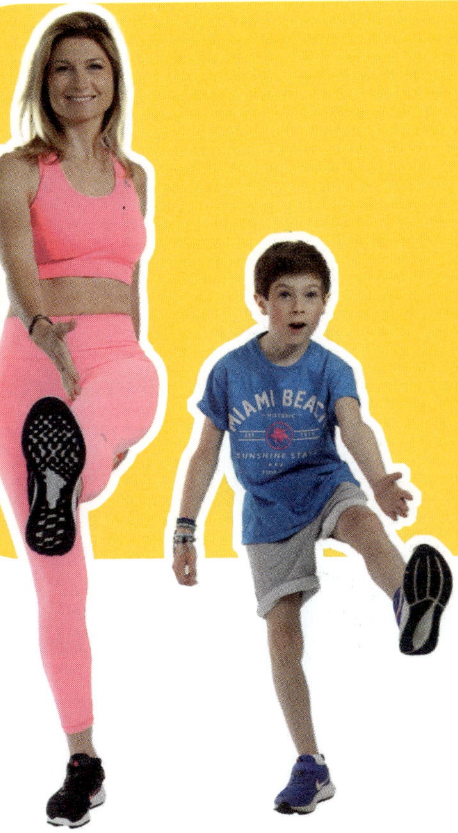

4. Maintenant, on lance les jambes en avant et on envoie un bon coup de pied. Puis un autre. Et encore !

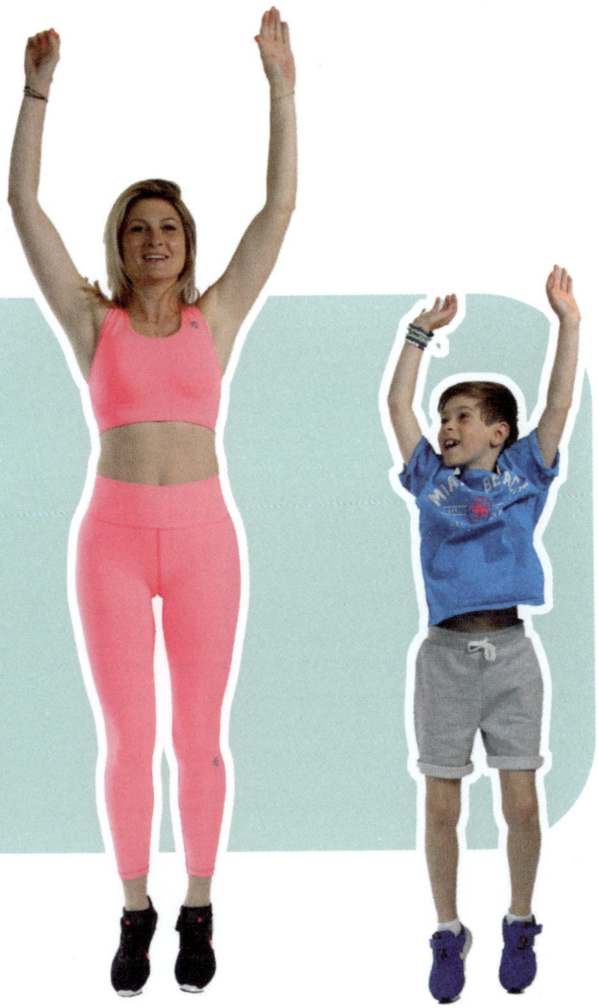

5. On enchaîne en sautillant sur place et en ajoutant les bras en chandelier, qu'on tend vers le plafond en rythme.

6. On ouvre à présent grand les jambes et les pieds, et on fléchit en squat ouvert, puis on remonte. Et on recommence.
On regarde loin devant et on reste les jambes fléchies, bras devant vous.
Toujours en position de squat, on tape dans les mains au niveau du menton et on ramène les mains sur les hanches.

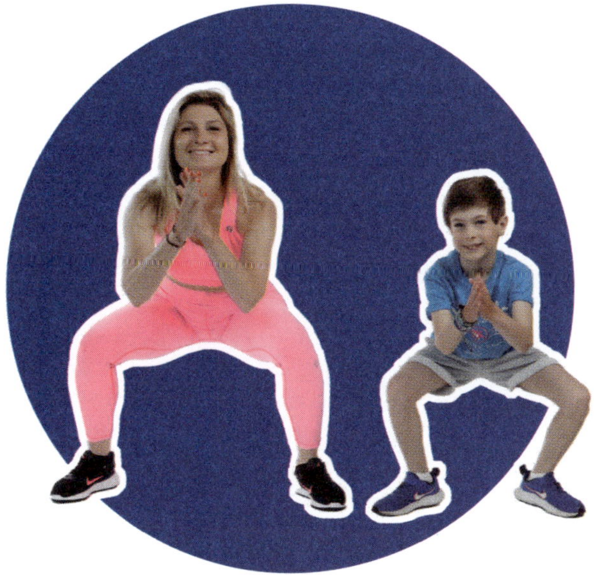

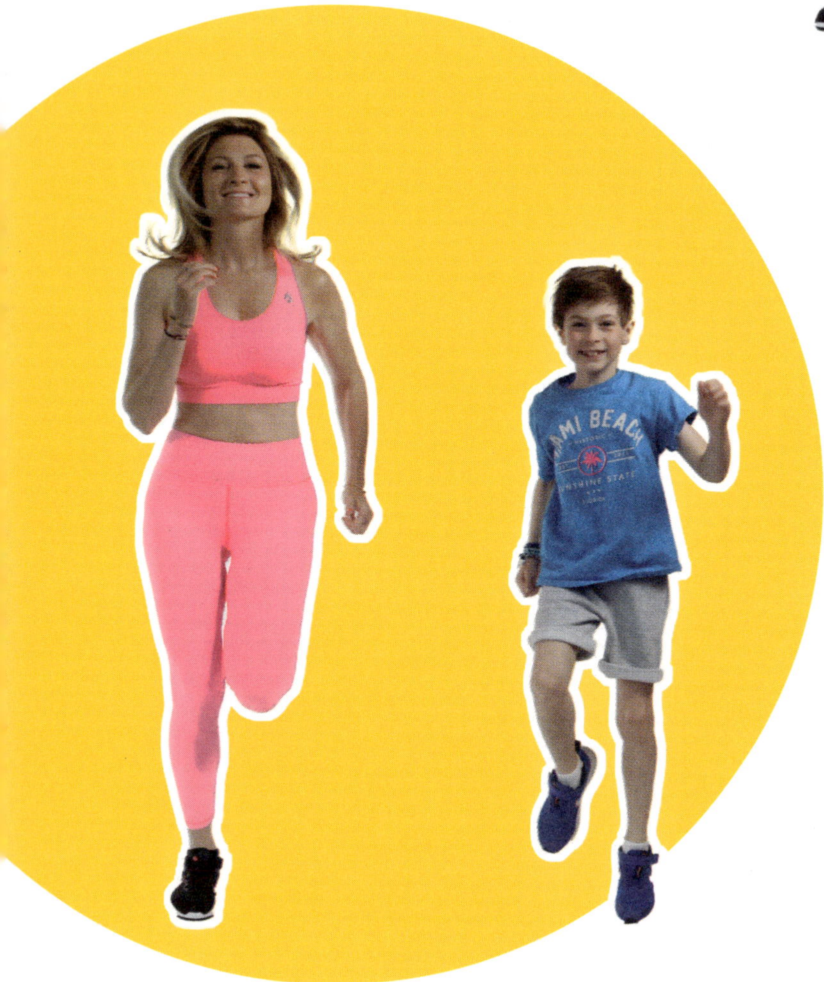

7. Et on court sur place !
À nouveau, on ouvre grand les jambes et les pieds et on fléchit puis on remonte. Et encore.

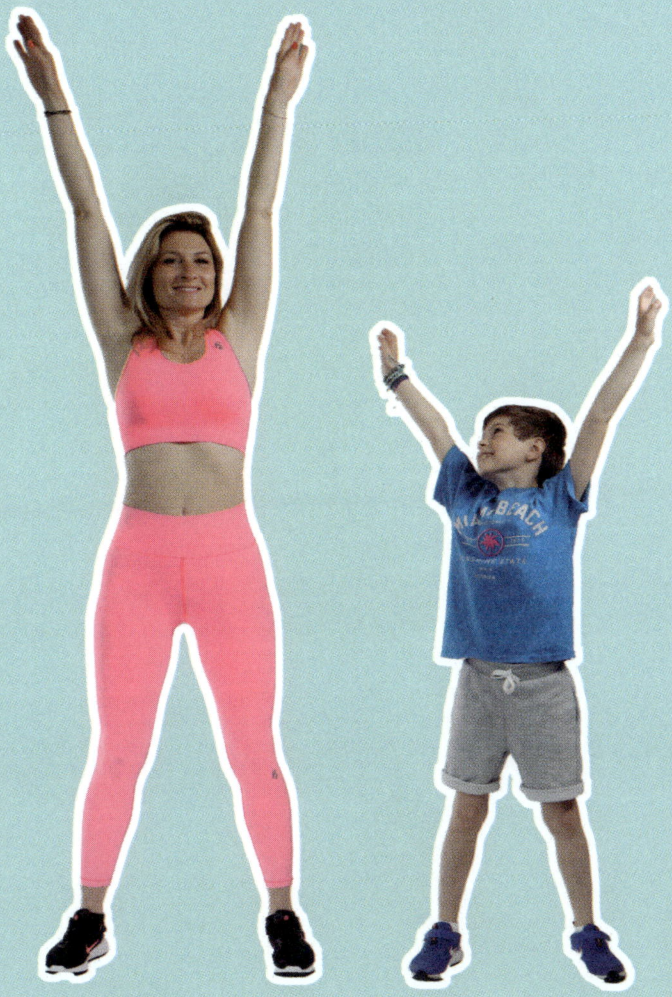

8. Pour terminer, on inspire et on monte les bras. Et on relâche... On répète deux fois encore.

L'échauffement est maintenant terminé : vous devez avoir un peu chaud. C'est parfait, vous êtes prêt pour commencer votre séance !

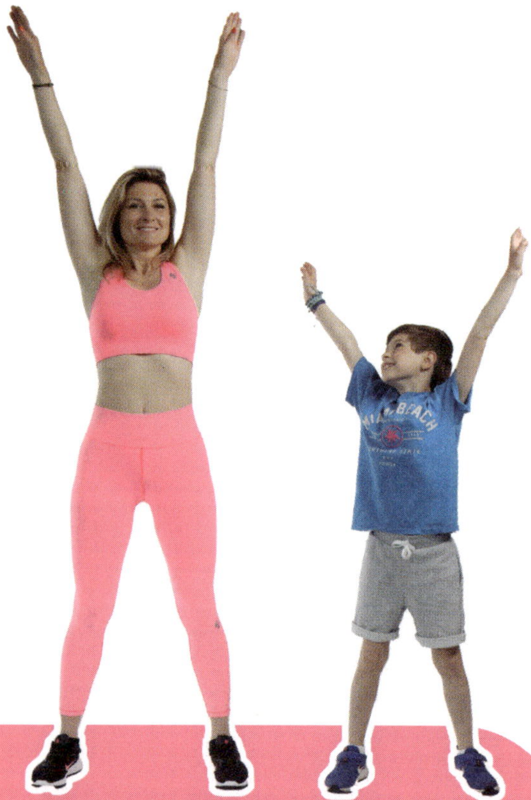

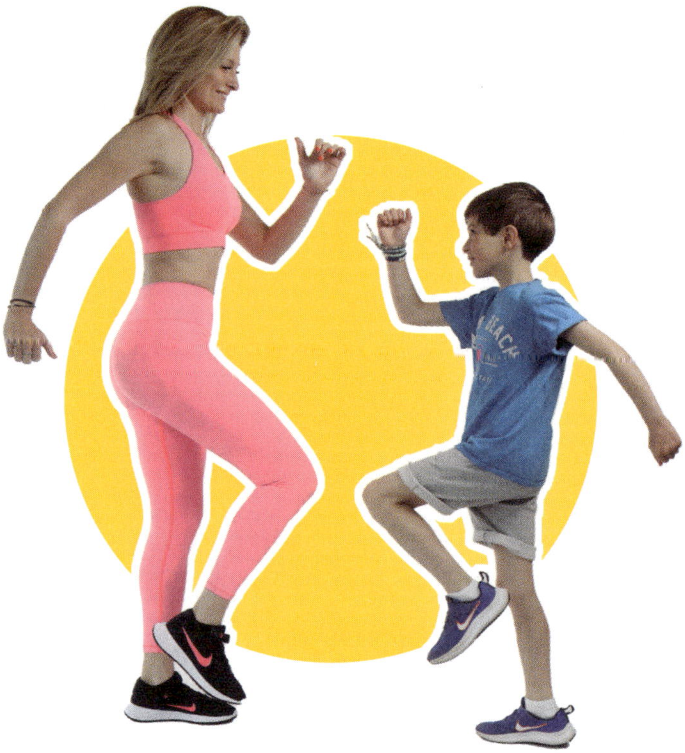

Un autre type d'échauffement pour le plaisir !

1. Cette fois, on écarte bien les jambes, les genoux légèrement fléchis, et on serre le ventre (voir page 137). Dans cette position, on monte simplement les bras au plafond. Puis on tire les bras vers le haut, on étire, on étire, on va chercher loin, comme si on voulait s'accrocher au plafond. Et on relâche.

2. Puis on marche. On balance les bras, on souffle bien.

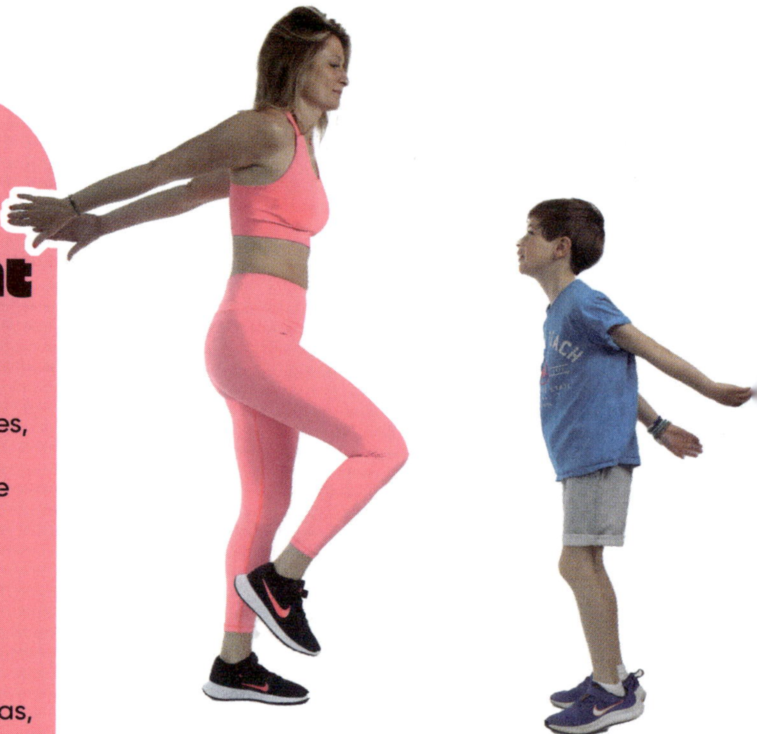

3.

Toujours en marchant, on balance les bras devant puis derrière, devant, derrière. Puis on peut les monter tendus au plafond et on redescend.

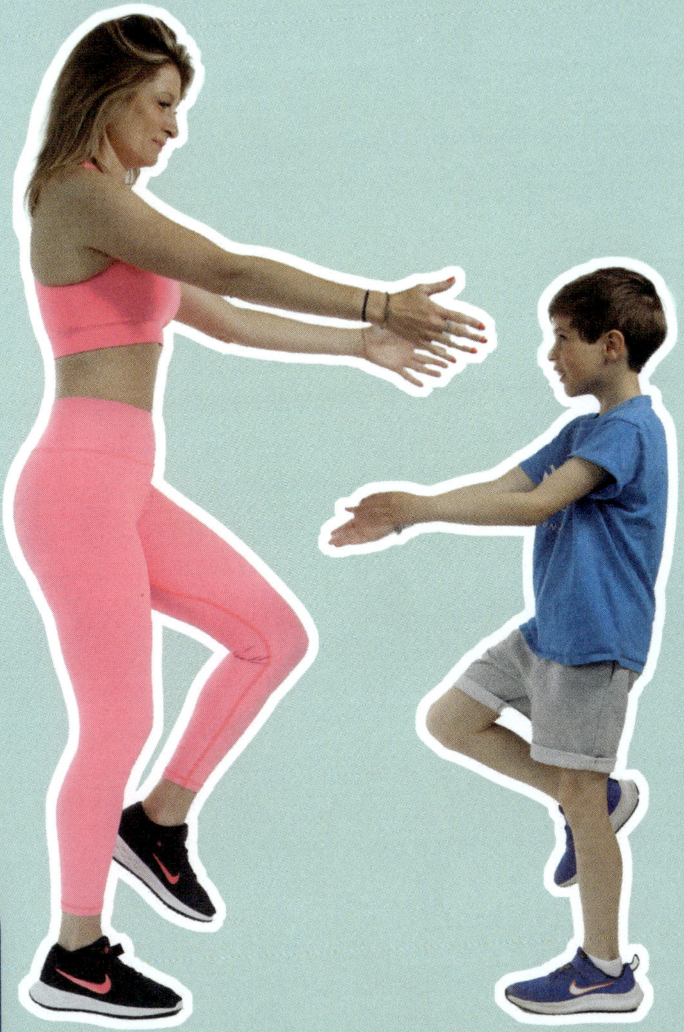

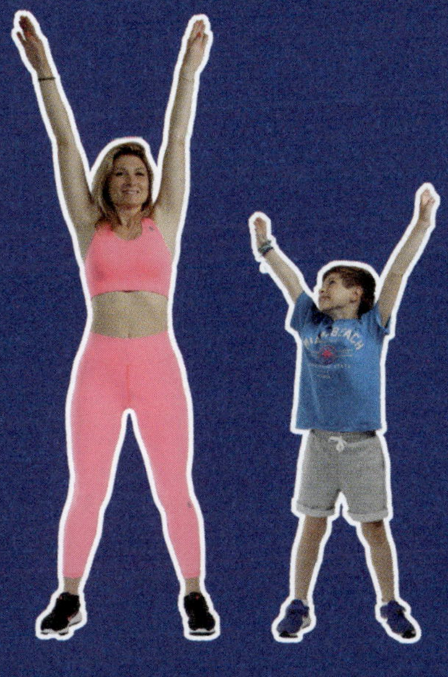

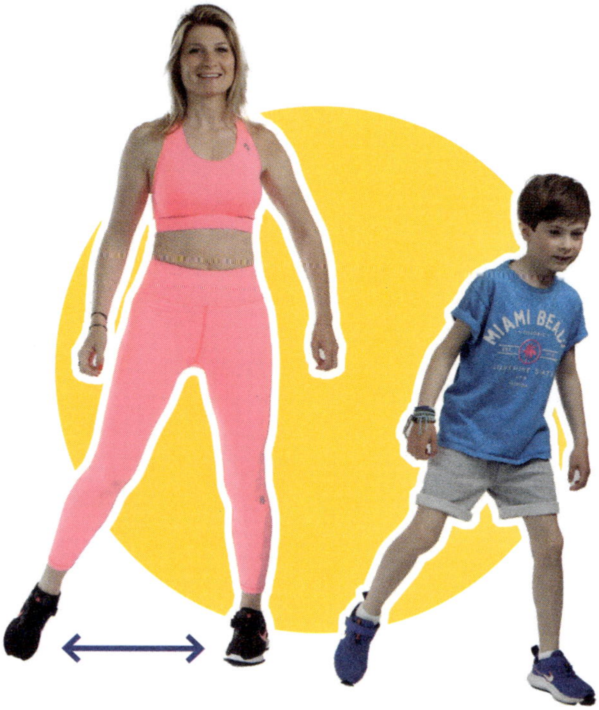

4.

Maintenant, on va faire un petit déplacement sur le côté, puis sur l'autre, pour travailler la coordination : on ouvre une jambe et on ferme en rapprochant l'autre, en rythme !

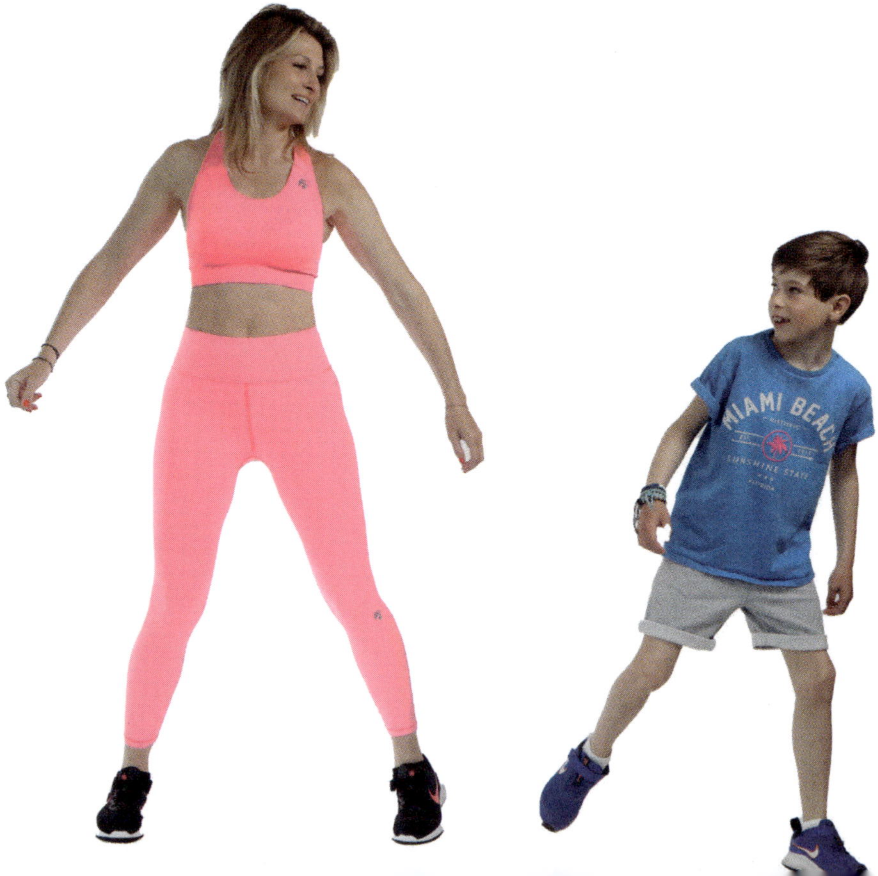

5.

Une fois qu'on a bien le mouvement, on essaye de lever les bras devant soi, à la hauteur des épaules, en même temps qu'on ouvre la jambe... et on referme bras et jambe.

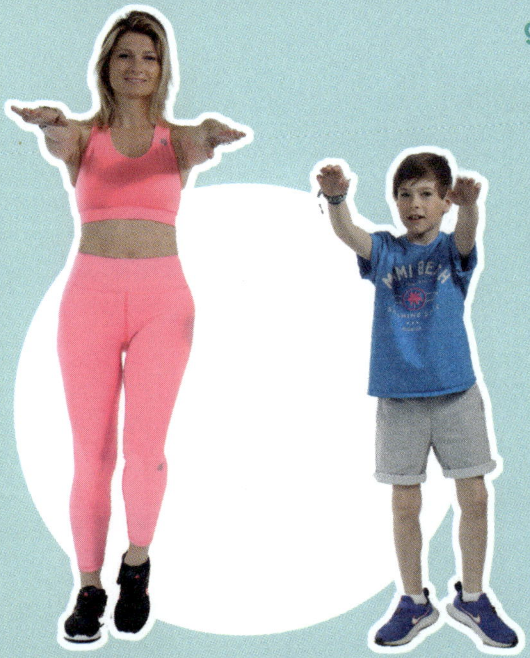

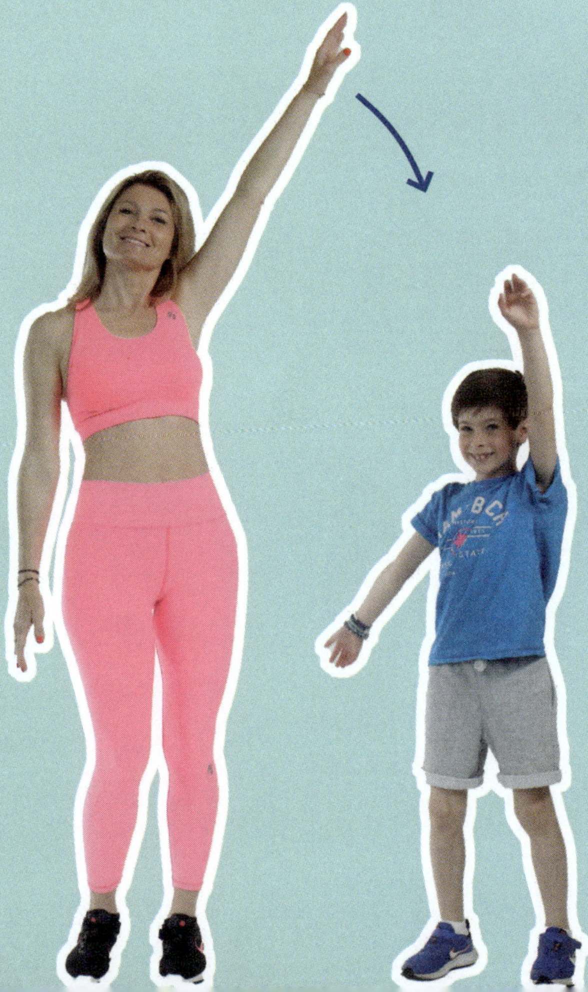

6.

On relâche et on fait des grands cercles, comme si on nageait, avec les bras qui partent en arrière l'un après l'autre, comme pour un dos crawlé. Allez, on est dans une piscine ! Un bras, puis l'autre, de plus en plus vite.

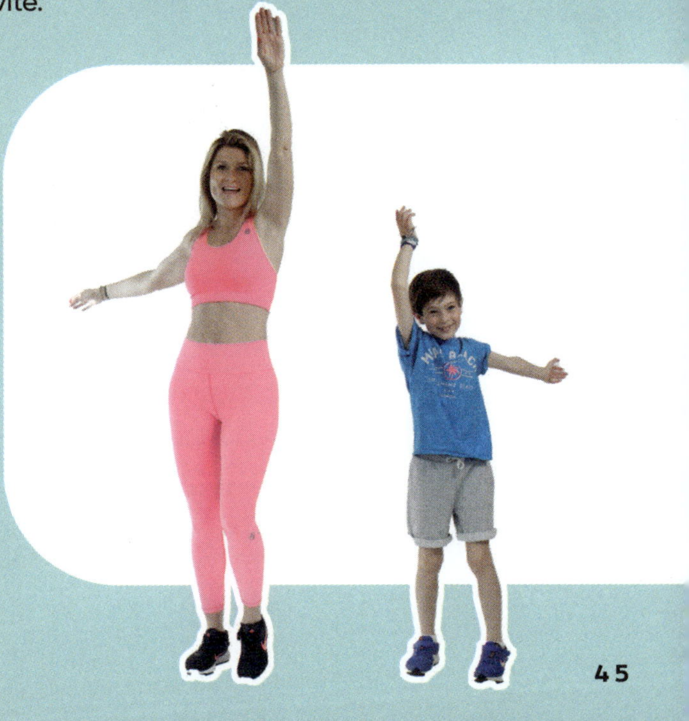

7.

On pense à toujours bien serrer le ventre. Puis on monte une jambe, pointe de pied tendue sur le sol tandis qu'on balance le poids du corps sur l'autre jambe, et on change de côté.

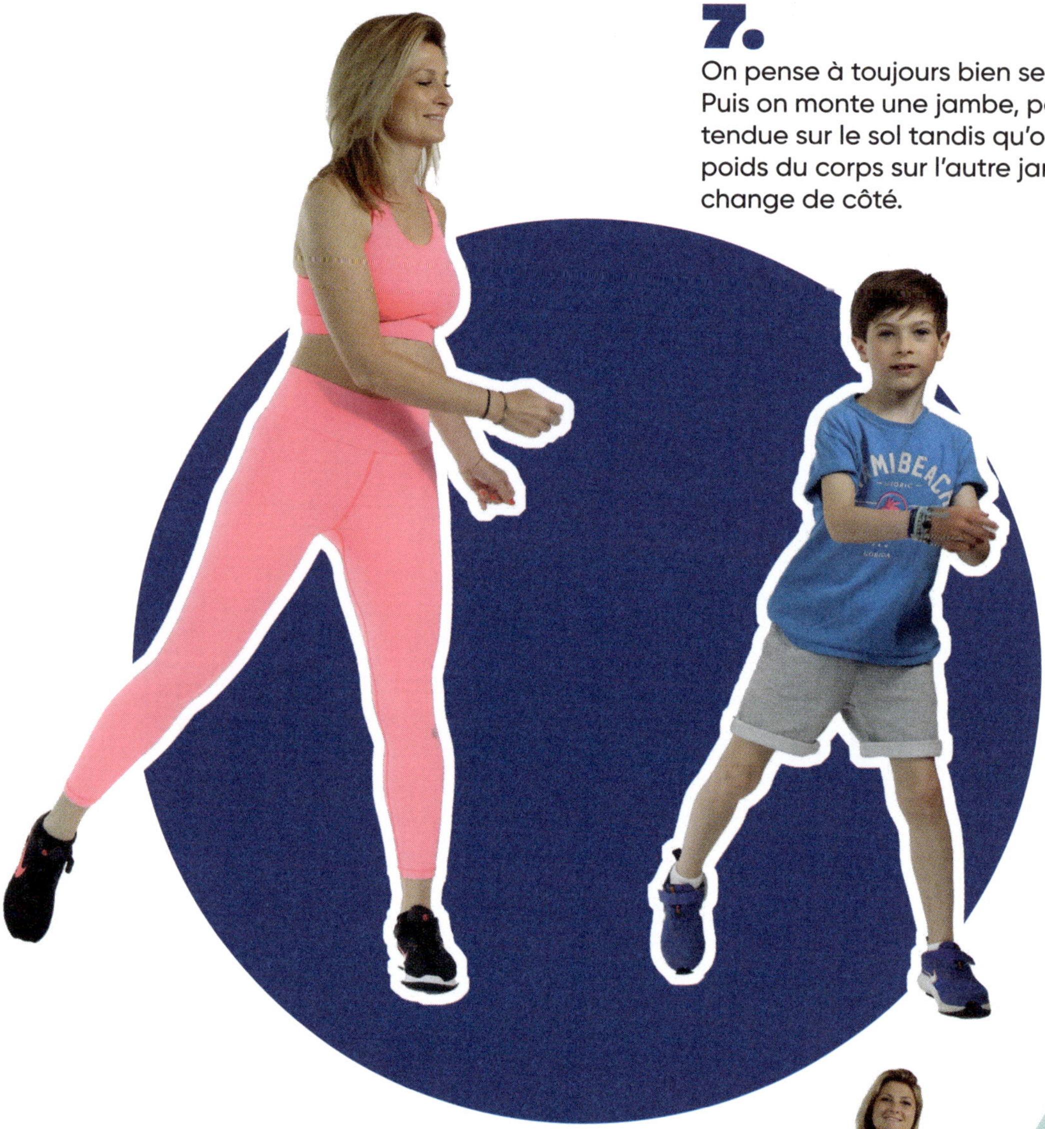

8.

Et on ajoute les bras qu'on balance sur le côté.

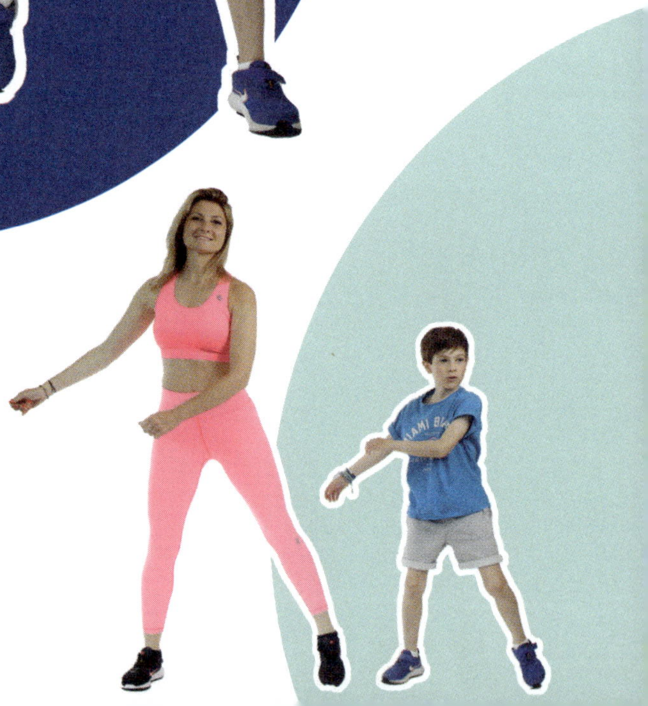

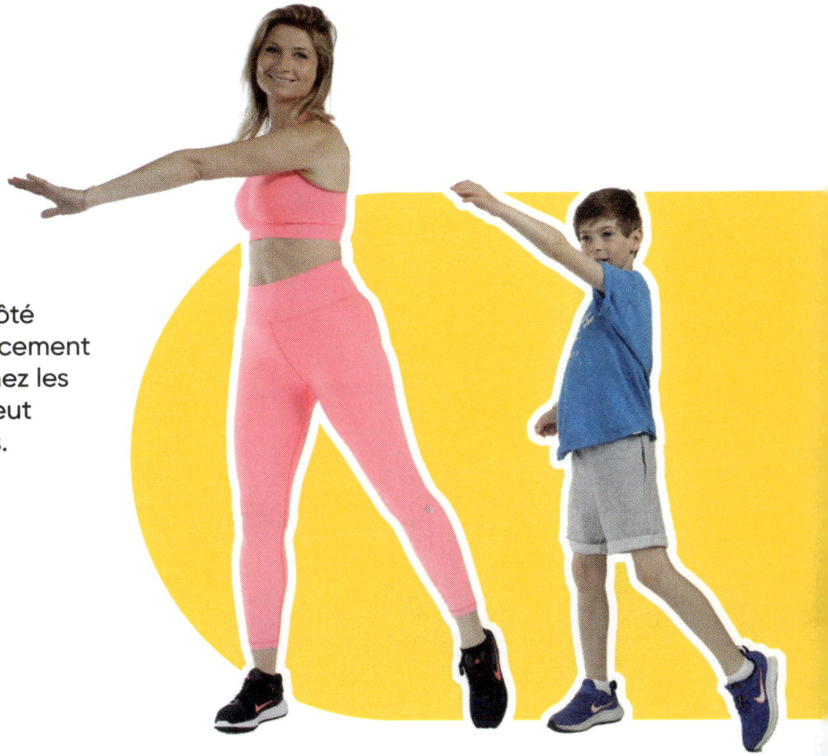

9.

Maintenant, on tend un bras vers le côté opposé, toujours en gardant le déplacement sur le côté. Si c'est trop difficile, relâchez les bras. Si ça va, alternez les bras. On peut monter les deux bras en même temps.

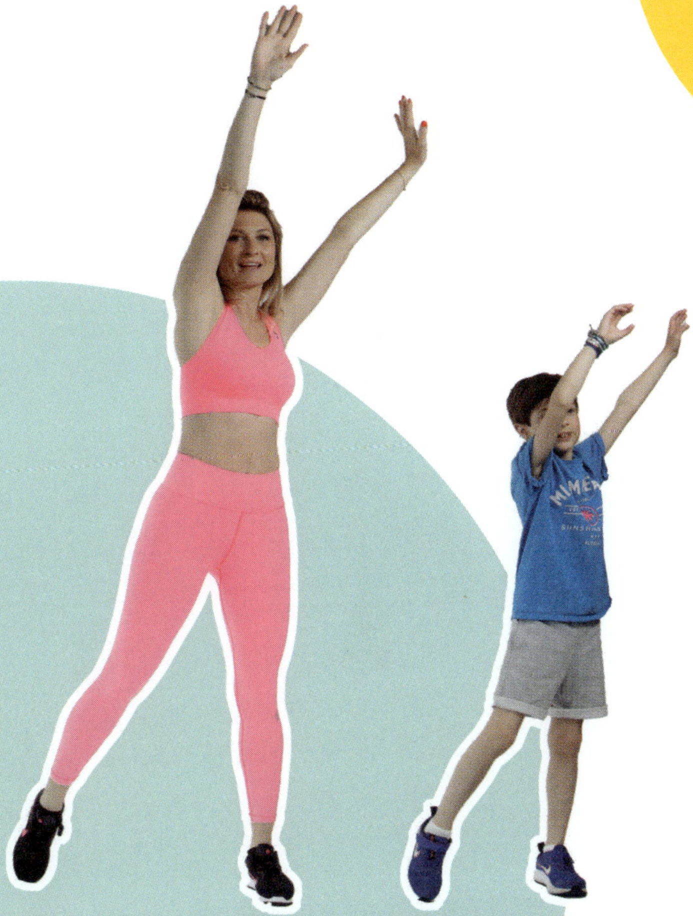

10.

Puis on tend les deux bras sur le côté mais en l'air : un côté puis l'autre.

Mon conseil

On souffle, on n'oublie pas la respiration : on inspire les bras en haut, on expire les bras en bas. Votre enfant peut faire comme il veut, mais vous, ne soyez pas en apnée !

11.

On enchaîne avec talon/fesse d'un côté puis de l'autre ! Et on accélère !

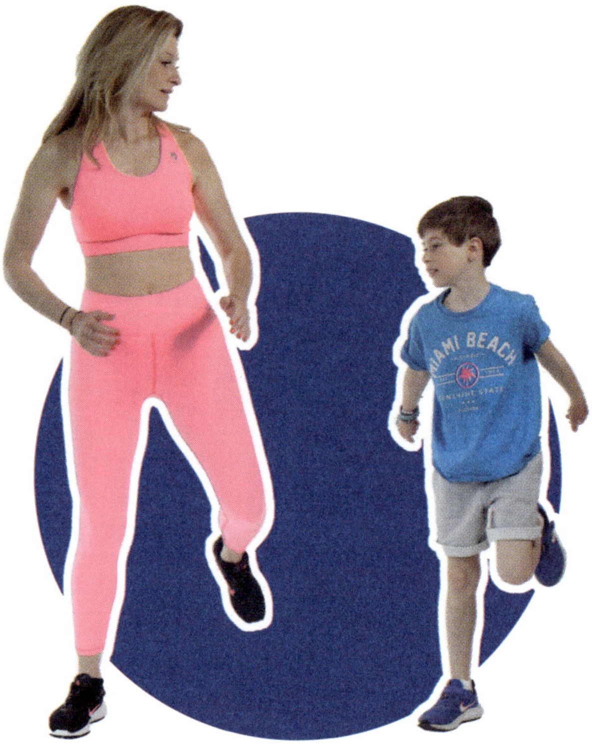

12.

Puis on monte le genou devant.

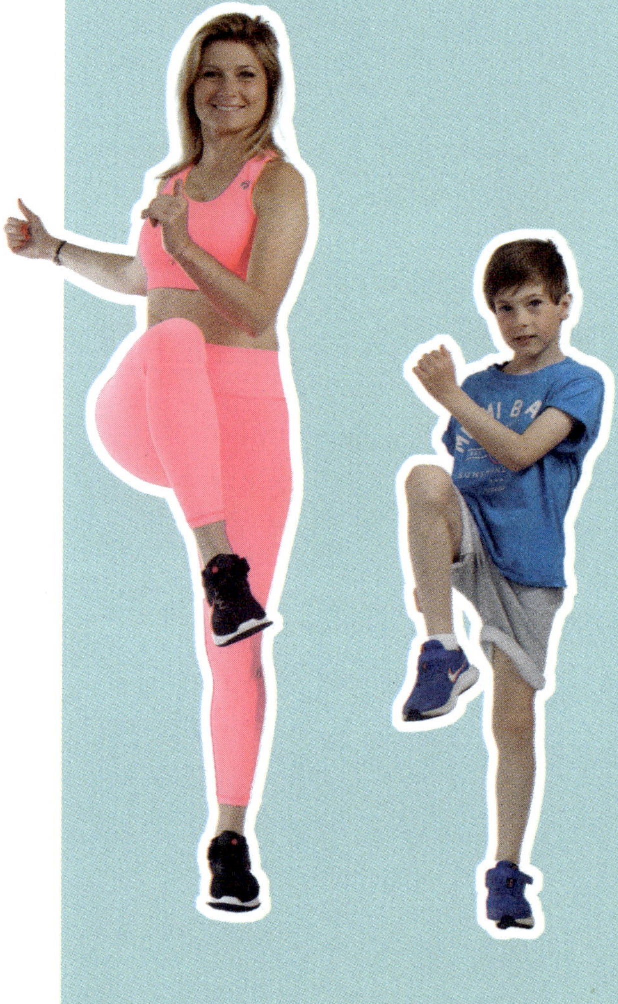

13.

On ouvre grand les jambes et les mains sur les hanches ou sur les cuisses, on se penche d'un côté puis de l'autre, le dos droit.
Puis on reste sur un côté, puis sur l'autre.
Et on reprend.

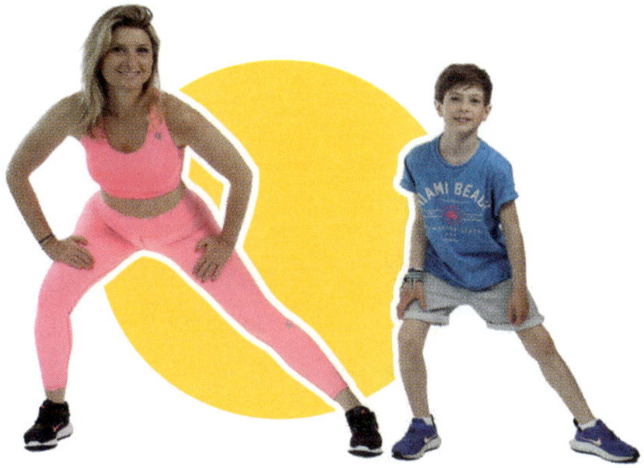

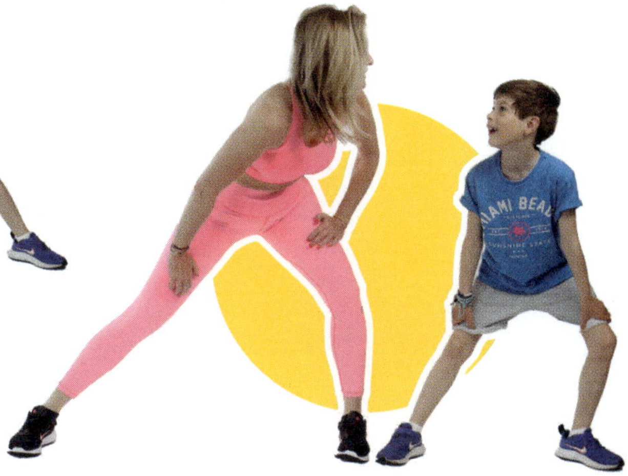

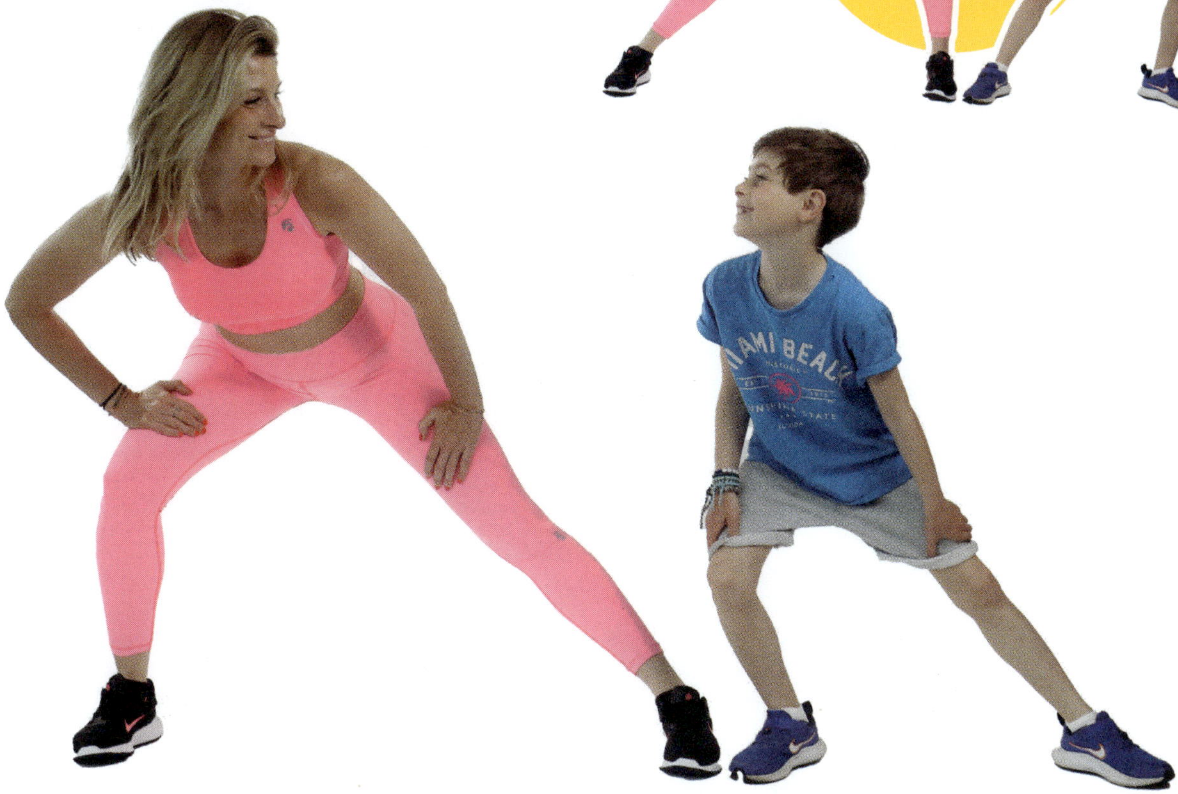

14.

On remonte et on inspire en montant les bras. On relâche et on souffle. Encore, on inspire, et on relâche. Et encore une dernière fois.

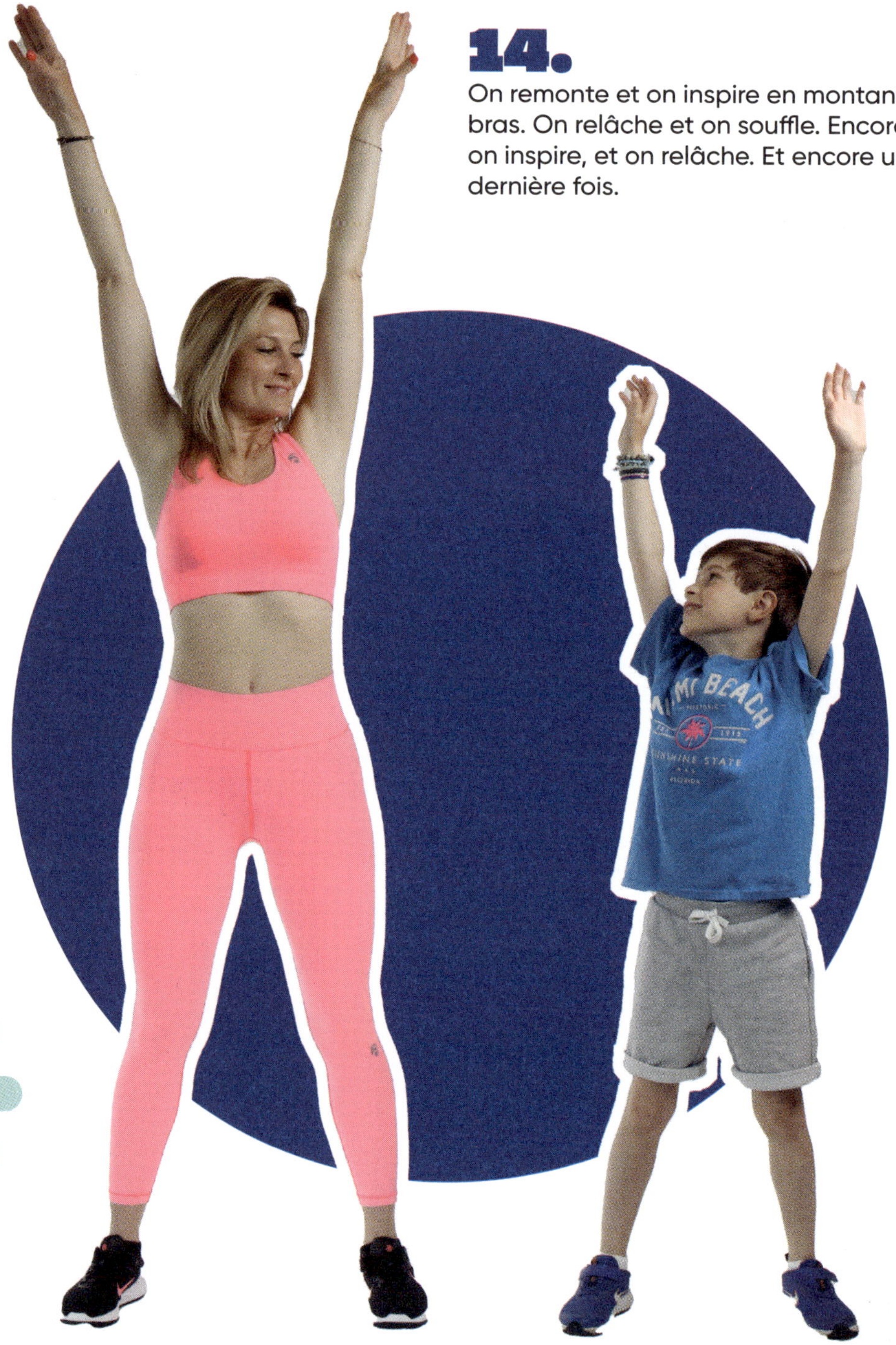

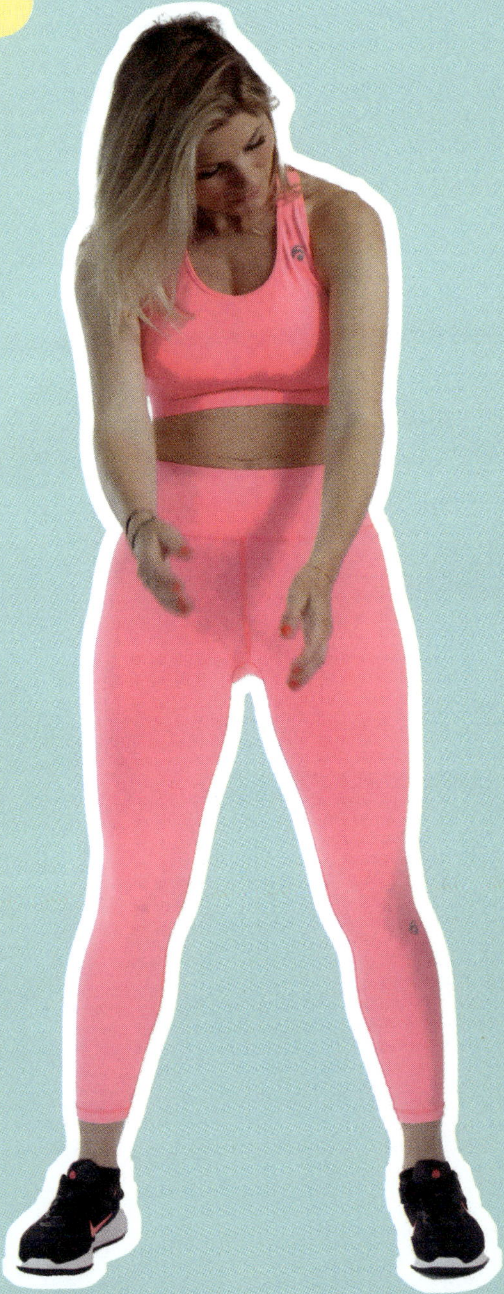

C'est terminé pour l'échauffement, vous êtes prêt pour commencer votre séance !

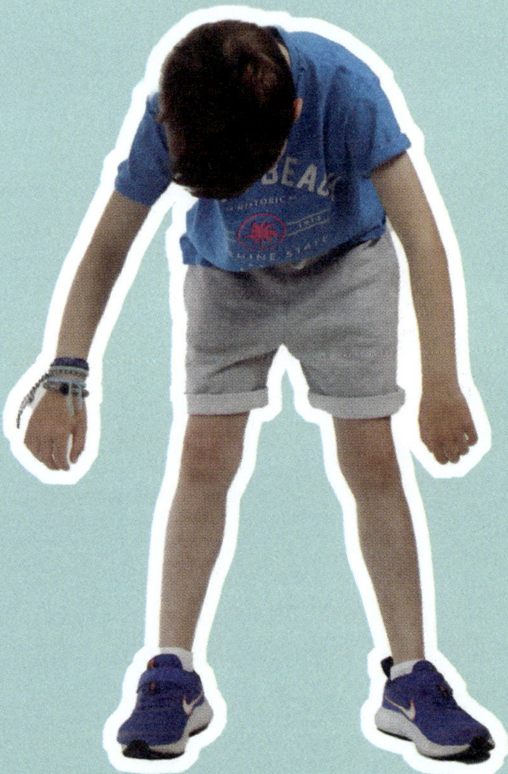

2

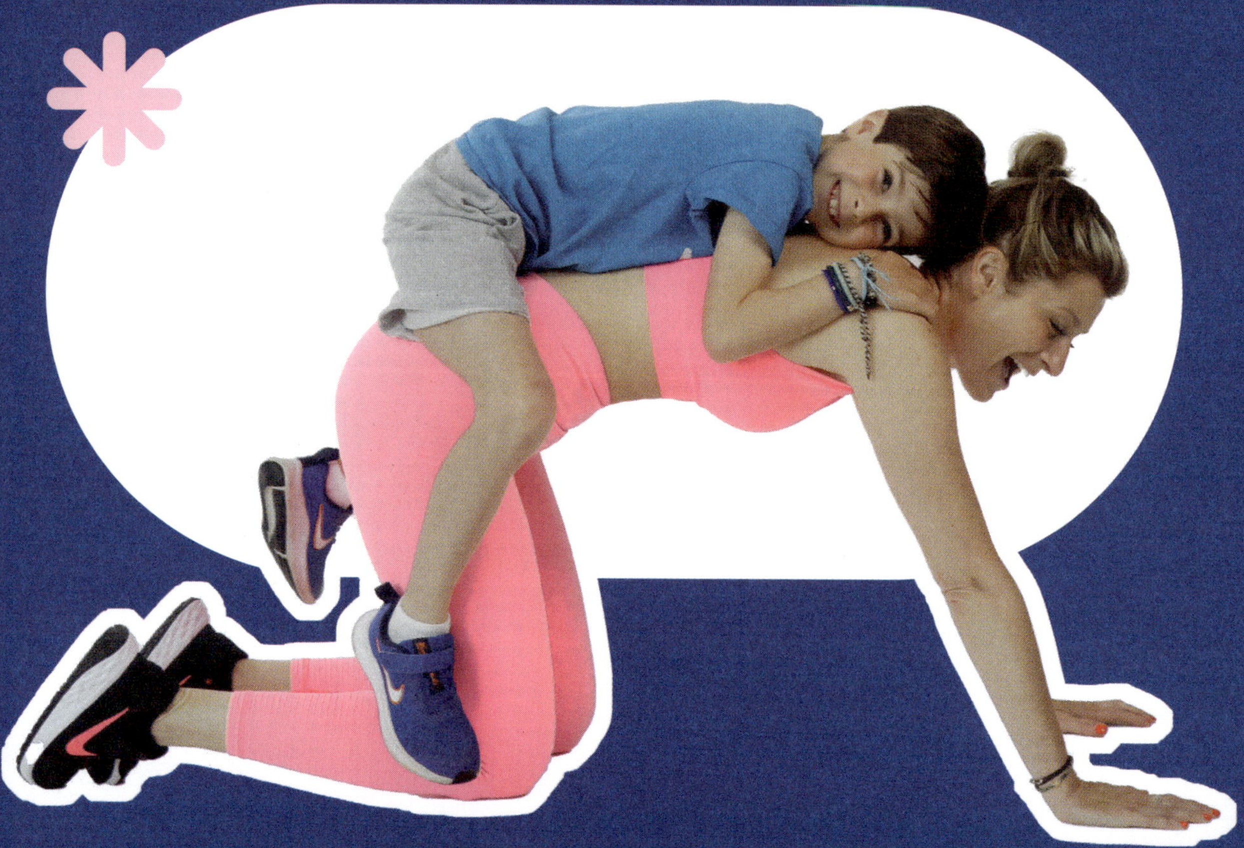

Bouger presque sans bouger !

« J'ai paaas envie de bouger ! » Certains jours, votre enfant n'a pas envie de bouger et vous le fait clairement savoir : il chouine, râle et quand vous lui proposez de vous entraîner ensemble, il refuse catégoriquement. Trompez sa paresse : proposez-lui d'être seul(e) à bouger en le portant, comme un vulgaire sac de pommes de terre. Quelques exercices plus tard, il aura oublié qu'il ne voulait pas bouger et se prendra au jeu. On parie ?

La planche patate

Déroulez votre tapis (antidérapant) si vous en avez un (cela fera moins mal au genou) et mettez-vous en planche, le dos bien droit, le ventre serré et à genoux pour commencer.

1.

Demandez à votre enfant de s'allonger sur vous, ses jambes sur les vôtres.

2.

Tenez en planche statique 15 secondes.

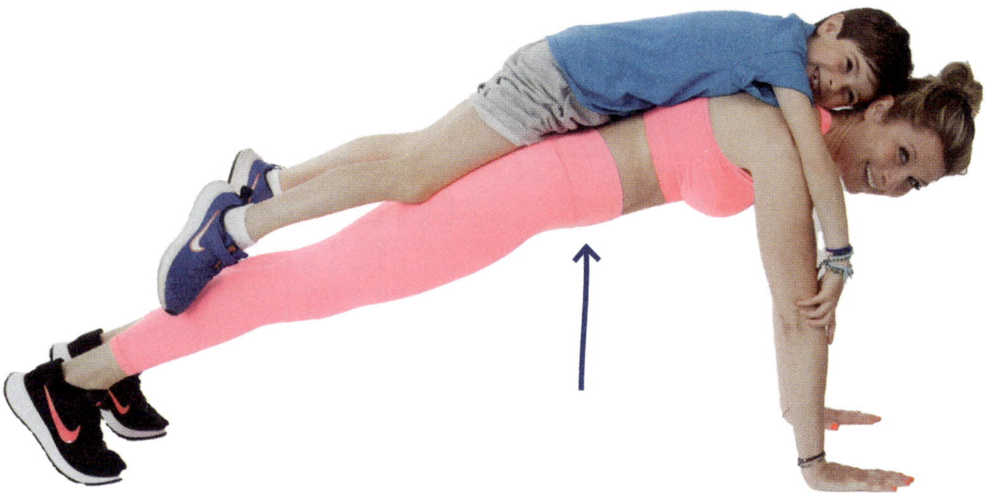

Si c'est trop difficile, restez sur les genoux. Répétez plusieurs fois.

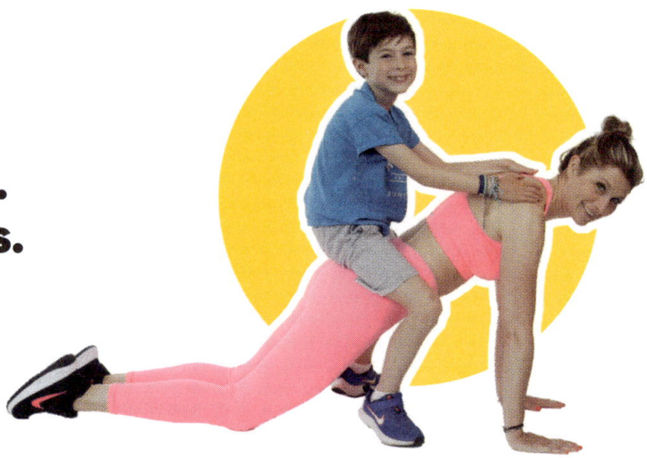

Le squat lesté

Fléchissez les jambes, ou même accroupissez-vous, et demandez à votre enfant de grimper sur votre dos. Il doit bien se tenir (sans vous étrangler !).
Remontez doucement puis descendez en squat. Répétez.

1.

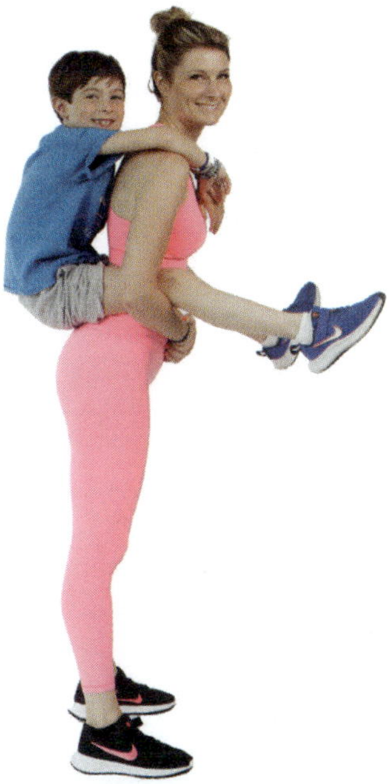

2.

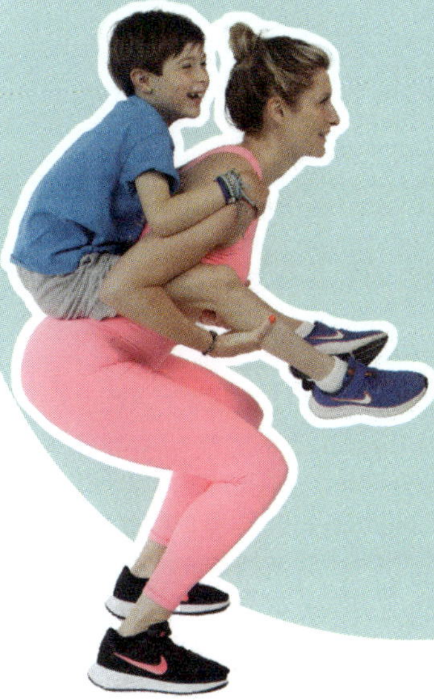

Mon conseil

Attention, avec une charge, on a tendance à se pencher trop en avant. Pensez à bien descendre les fesses en arrière, comme pour vous asseoir sur une chaise. Parfait pour travailler cuisses et fessiers !

Variante

Descendez en squat ouvert, pour travailler les abducteurs, les cuisses et les fessiers.

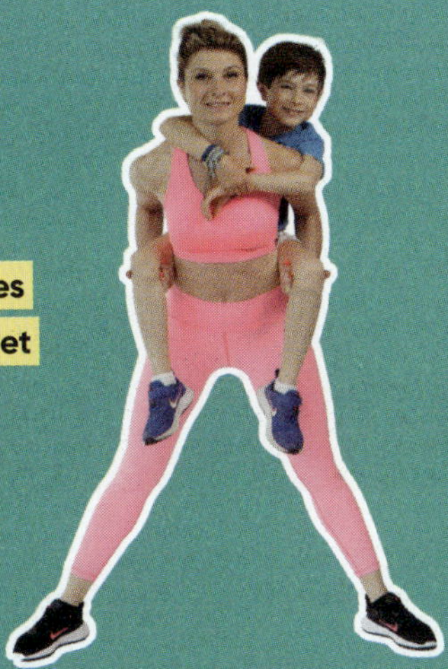

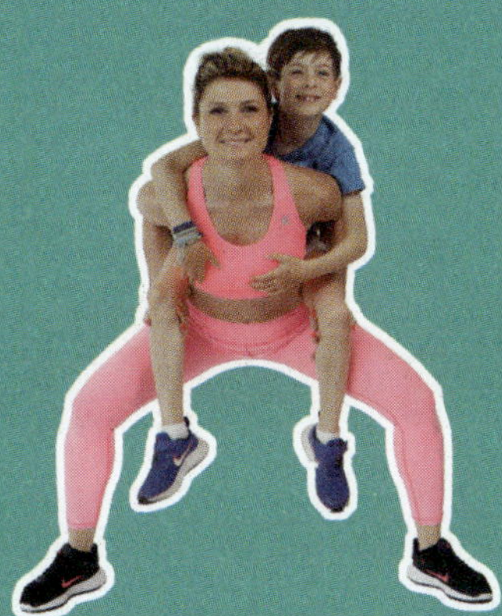

Le pont fessier ou monte-charge !

Allongez-vous sur le dos, jambes pliées et ouvertes à la largeur du bassin, pieds près des fesses. Demandez à votre enfant de venir s'asseoir sur vous, son dos contre vos cuisses, ses pieds sur le tapis de part et d'autre de votre cou. Attrapez ses jambes.

Dans cette position, montez et descendez, le ventre bien gainé et en serrant les fessiers.

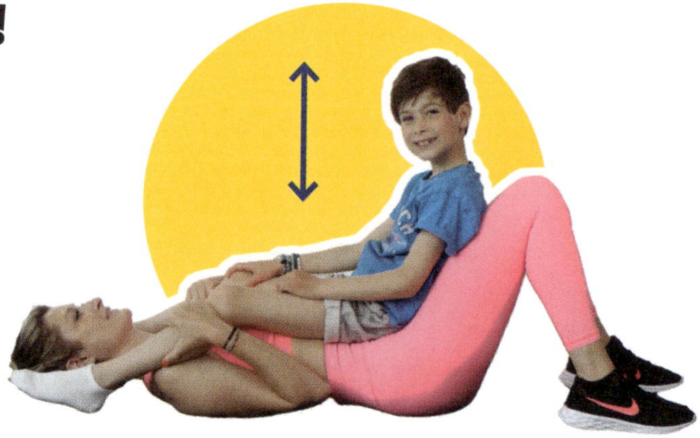

Variante

Restez en haut et faites des petits mouvements vers le haut.

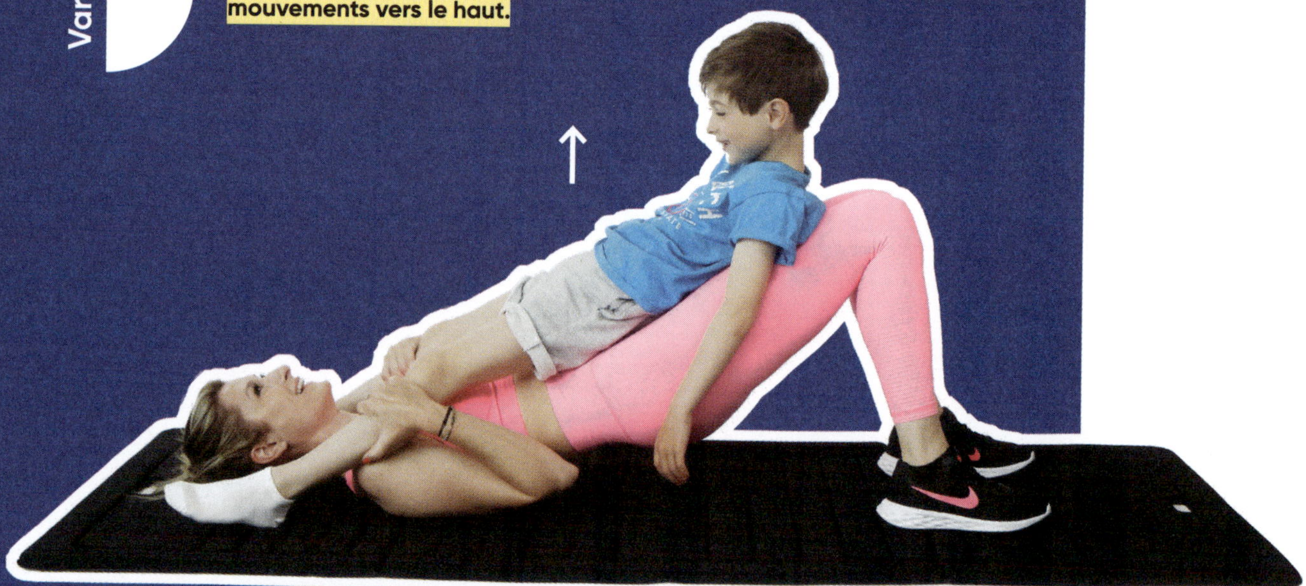

Vous fatiguez ? On vous comprend ! Et si c'était le moment d'arrêter de le porter ?

1.

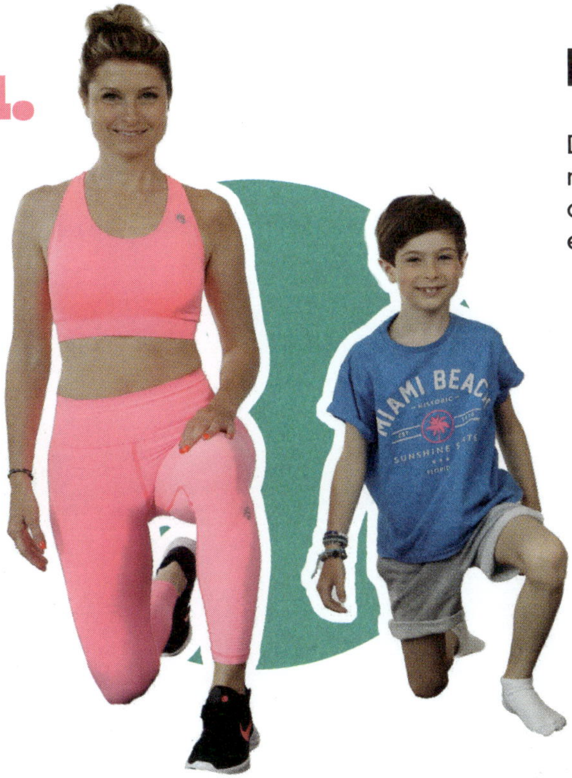

L'escalier

Déposez votre enfant et demandez-lui de monter l'escalier : ensemble, posez un genou au sol puis l'autre, puis remontez, toujours ensemble.

2.

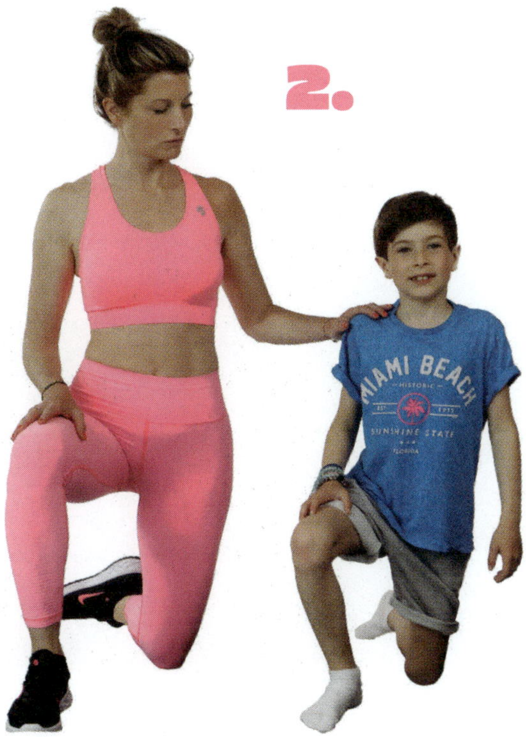

Et on recommence ! Car on n'a jamais vu un escalier à 2 marches seulement !

3

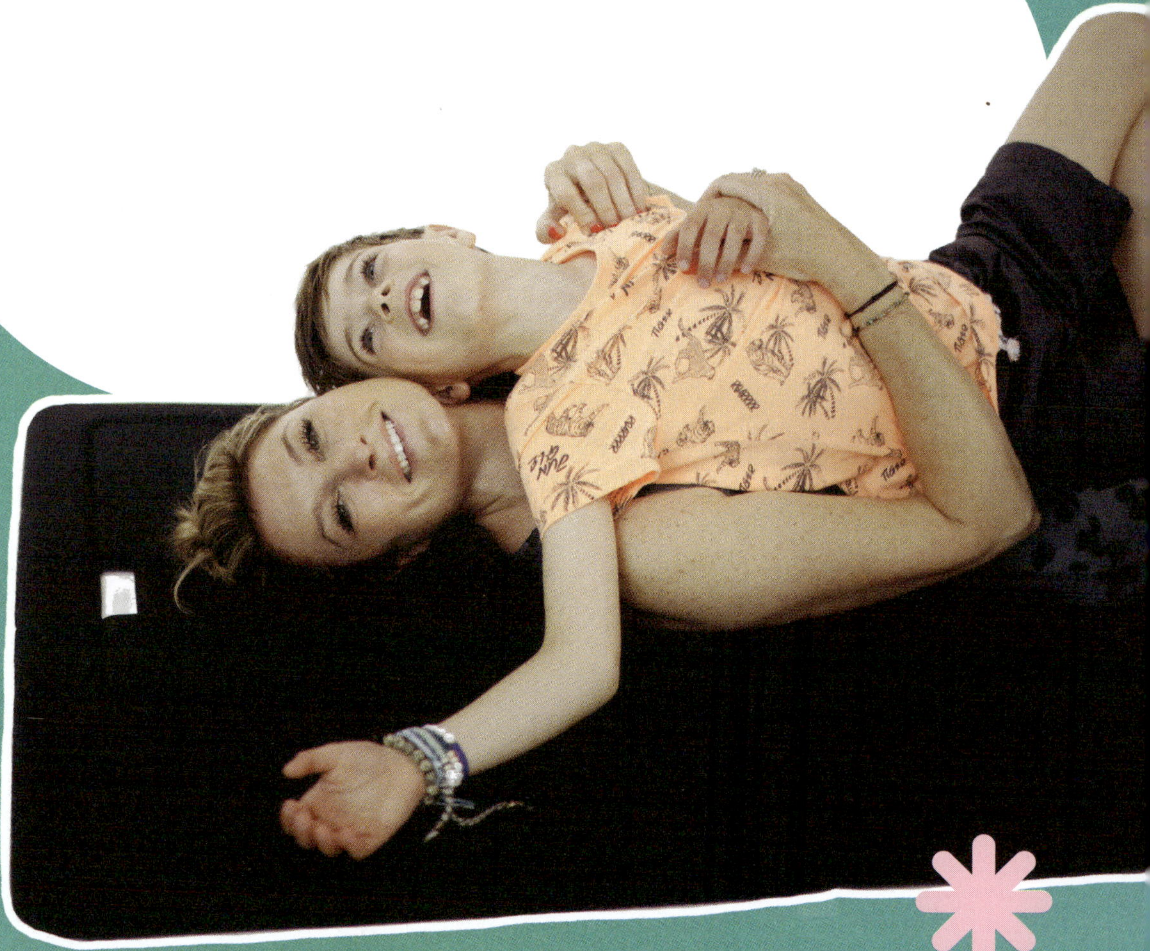

Le carnaval des animaux

Vous allez tout simplement imiter les animaux ! Un jeu qui amuse les plus petits… et même les grands. Encore plus si on ajoute le bruitage. Et puis voir maman ou papa faire le flamant rose, avouez que c'est marrant ! Le carnaval des animaux c'est du fun, du partage, de la complicité. On s'amuse et on fait du sport sans y penser ! Qui tiendra le plus longtemps ?!

Ne les faites pas tous à la suite les uns des autres ! Vous allez vite comprendre que c'est très fatigant d'être un animal. Parce qu'il faut avancer et reculer pour revenir au point de départ !
Essayez de bien réaliser le geste, même si les enfants voudront surtout aller vite pour gagner !
Attention : vérifiez que vos tapis ne glissent pas, sinon, faites sans !

Le crocodile

Allongez-vous sur le ventre et déplacez-vous sur les avant-bras en rampant au ras du sol. Avancez… et reculez !

Mon conseil

Serrez bien le ventre ! Si possible, essayez de garder les jambes quasi immobiles. Vous vous déplacez à la force des bras.

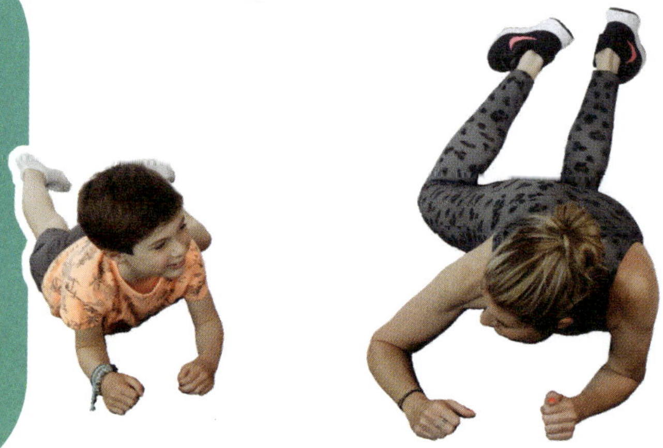

Le lapin

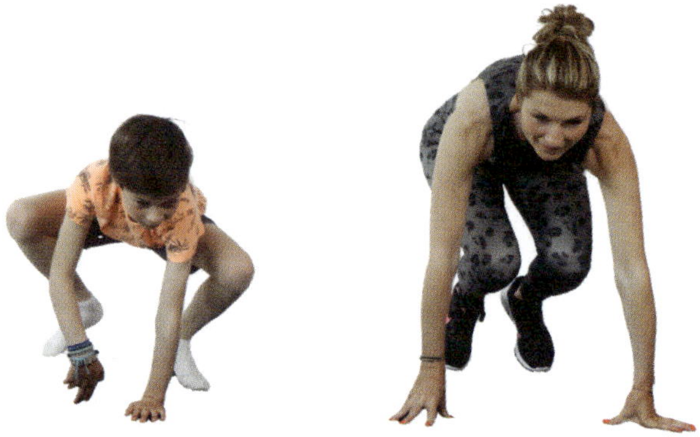

Accroupis, les mains posées au sol en avant, avancez en sautant sur vos pieds joints. Faites la course !

Mon conseil

Les enfants ont souvent plus de facilités à imiter les animaux que leurs parents. Laissez-les vous montrer leurs prouesses, ils en seront très fiers !

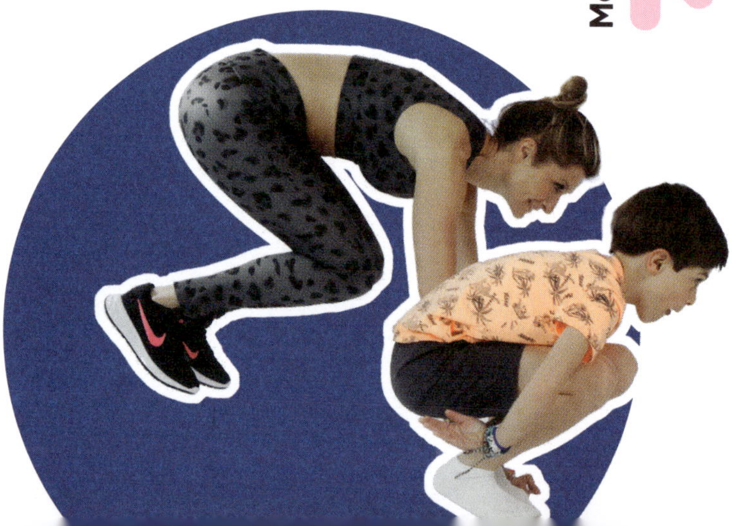

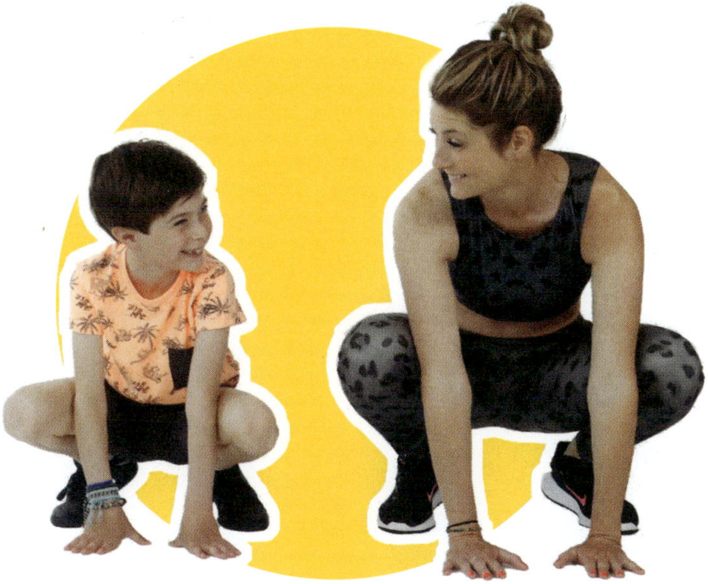

La grenouille

Partez debout et descendez en plongeant les mains en avant pour venir toucher le sol, les jambes ouvertes vers l'extérieur puis remontez… et repartez !

Très vite fatigant : qui fera la grenouille le plus longtemps ?

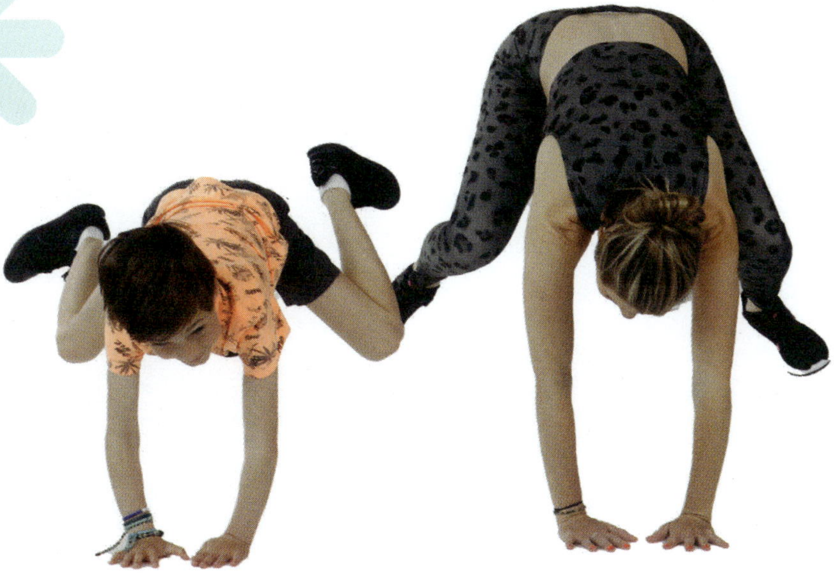

Le kangourou

Partez debout et faites un grand saut vers le plafond, les bras grands ouverts en arrière puis plongez là aussi en avant, comme pour la grenouille. Remontez et recommencez !

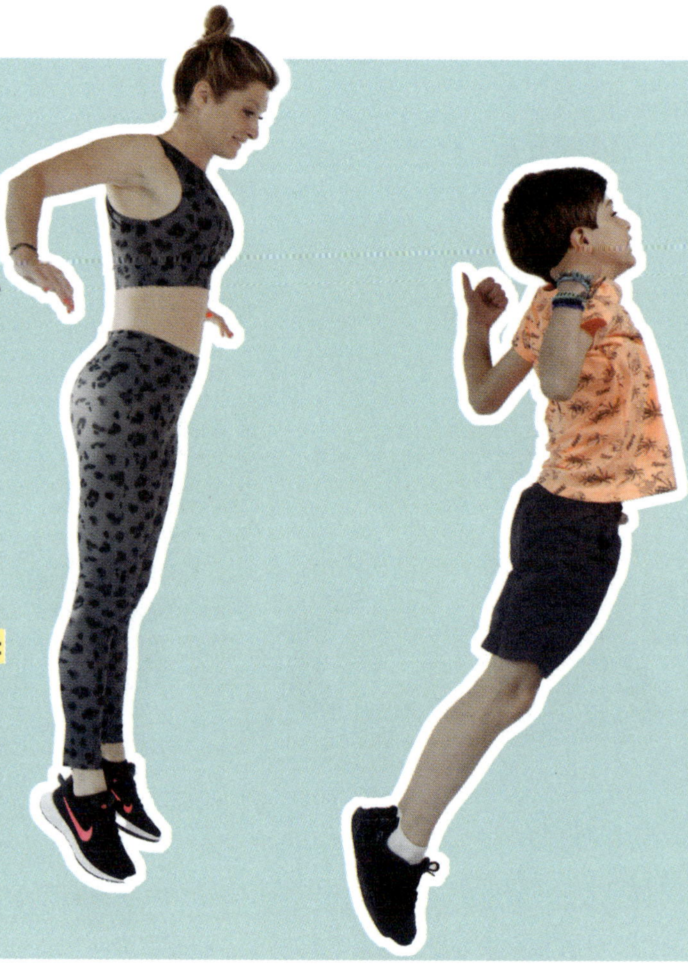

Mon conseil

Ouvrez bien la cage thoracique en sautant et pensez à respirer en inspirant en bas et en expirant en haut, sinon, votre kangourou va tomber de fatigue !

L'éléphant

Plongez les mains en avant, les fesses en l'air, et dégagez un pied jambe tendue sur le côté, puis l'autre pour vous déplacer, lentement et pesamment !

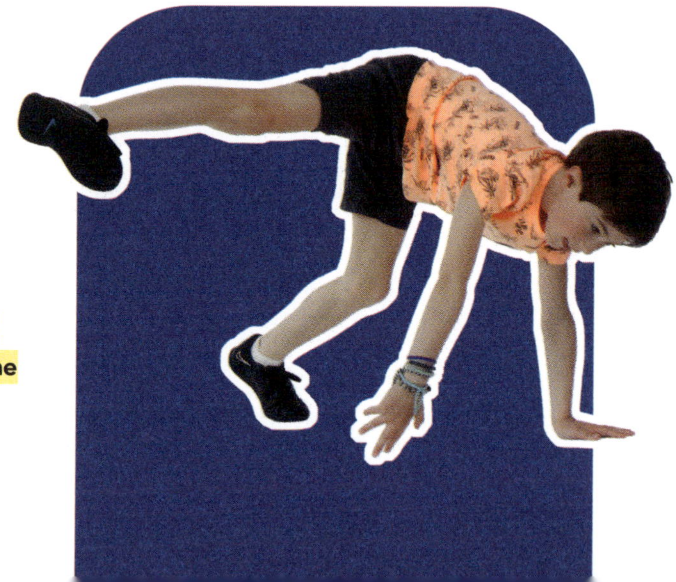

Mon conseil

Beaucoup plus difficile, mettez-vous en position de planche, en dégageant pied et bras du même côté.

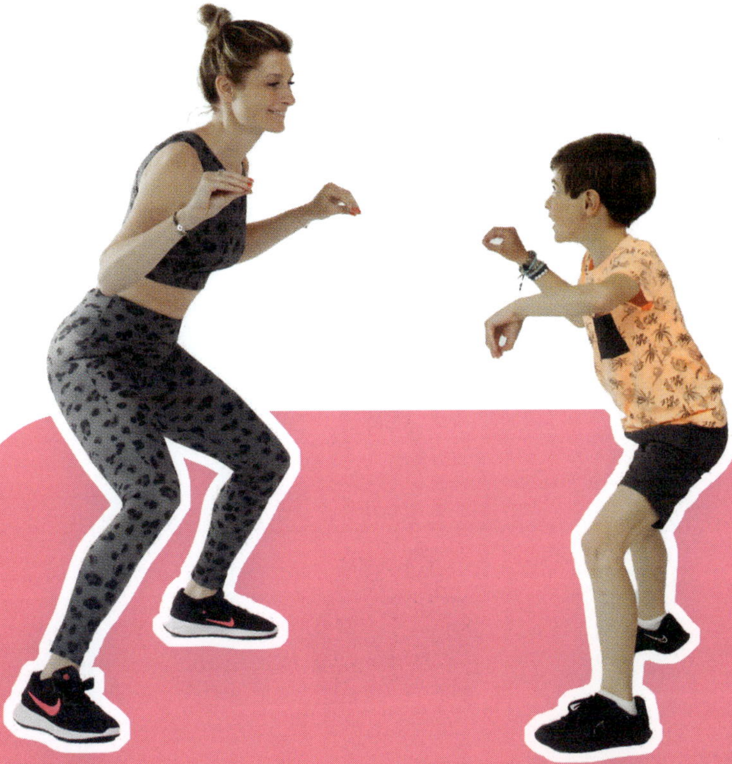

Le crabe

Mettez-vous face à face et déplacez-vous sur le côté en squat (ou demi-squat), les mains à hauteur des épaules, les coudes pliés. Écartez les doigts et refermez-les, comme des pinces, et en vous déplaçant, allez attraper votre enfant ! Ou l'inverse !

Mon conseil

Poussez bien les fesses en arrière.

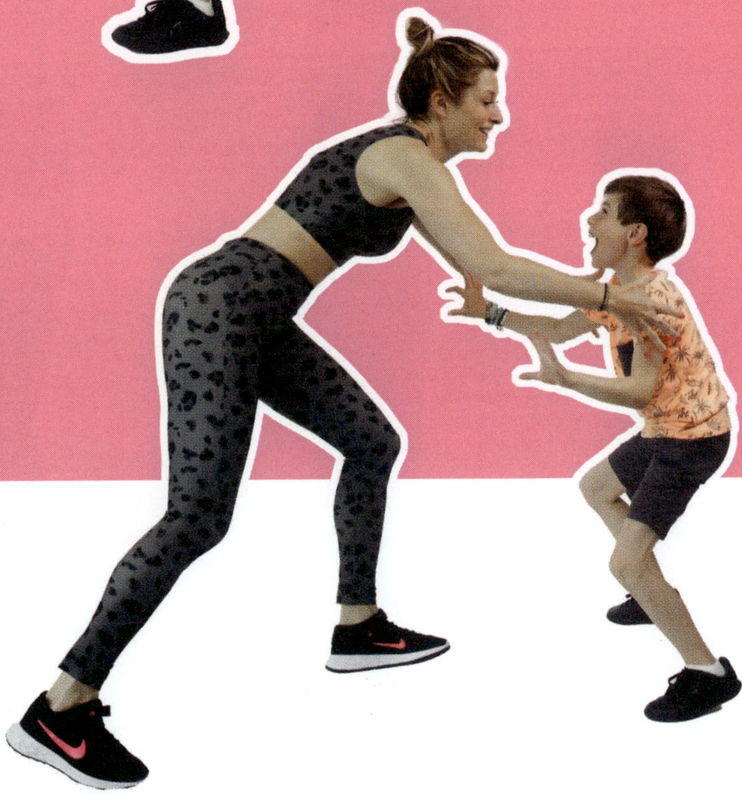

La girafe

Il s'agit de marcher sur la pointe des pieds en étirant bien tout son corps, les mains jointes au-dessus de la tête, les bras tendus. Grandissez-vous, vous êtes une girafe !

Mon conseil

C'est un super exercice pour étirer et renforcer ses lombaires et muscler ses mollets.

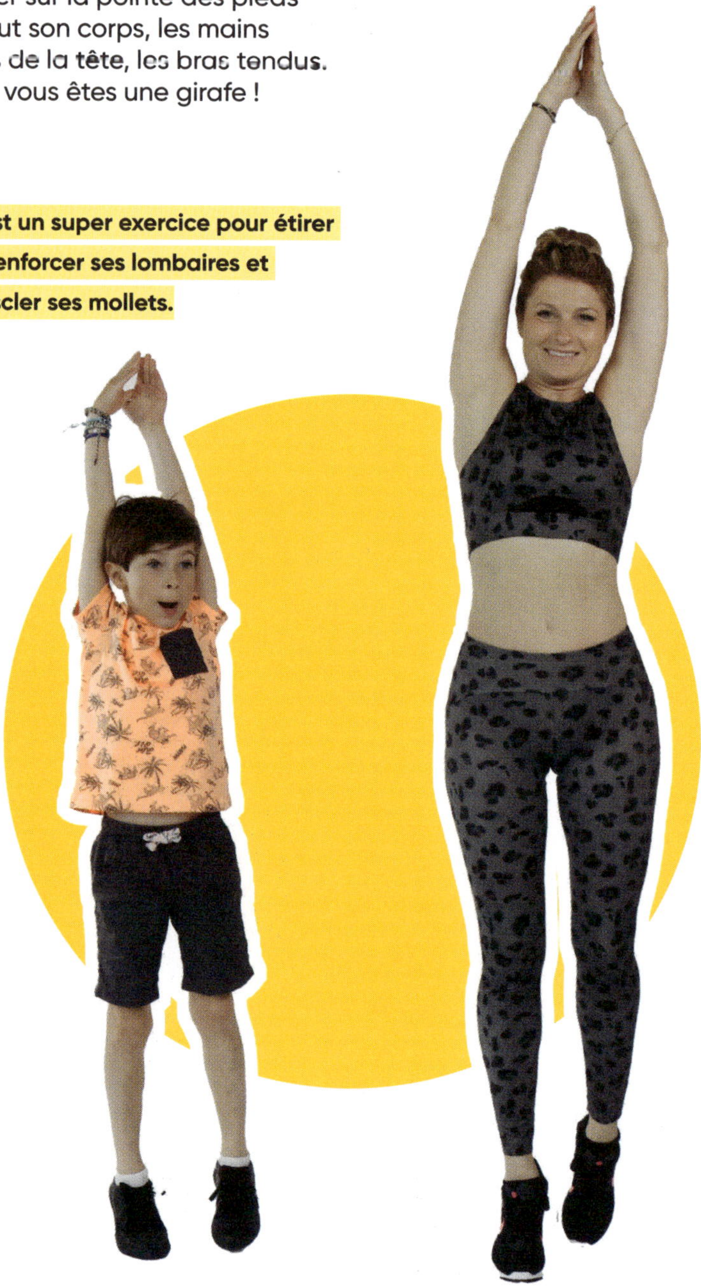

L'araignée

Asseyez-vous, jambes pliées et mains en arrière, les doigts pointant les fesses, et reculez à la force des bras.

Mon conseil

Un super exo pour travailler les triceps, ces muscles à l'arrière des bras.
N'oubliez pas de bien serrer le ventre.
Si vous avez mal aux poignets, commencez par les échauffer en réalisant de petits cercles avec les mains jointes.

Attention, sans poser les fesses !

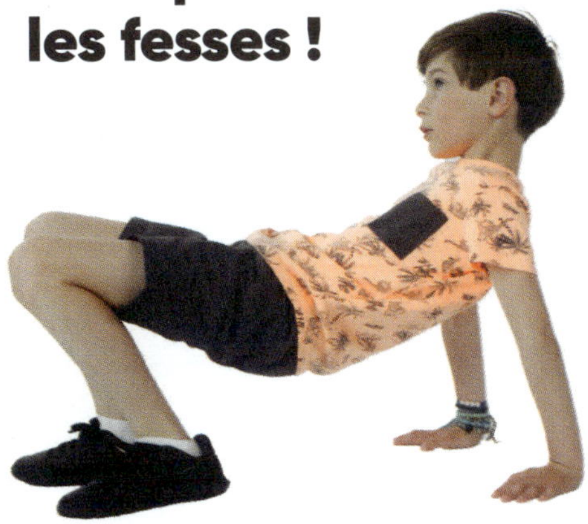

Mon conseil

Le genou vient à l'arrière du coude.

L'ours

Marchez à quatre pattes, sans poser les genoux au sol. Vous êtes un ours, déplacez-vous lourdement, main et pied du même côté.

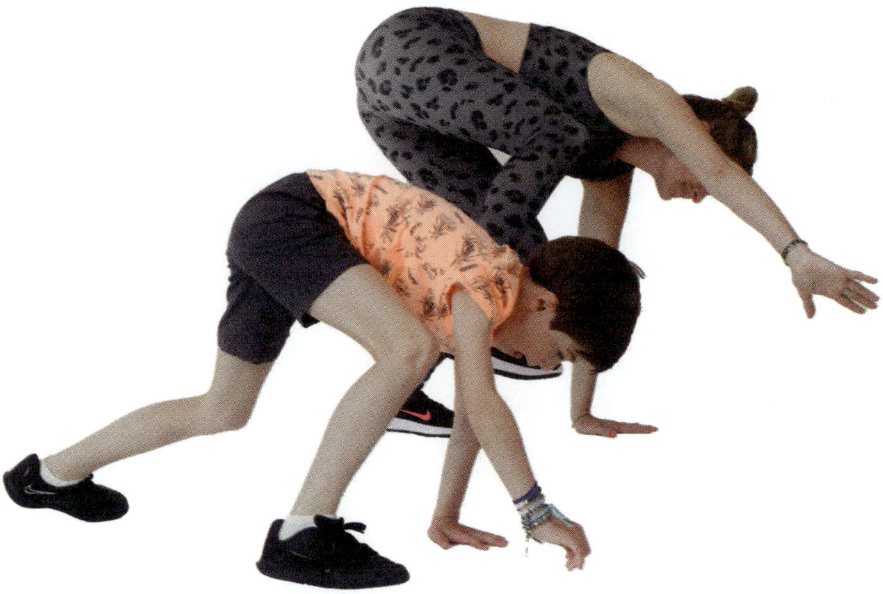

La cigogne

Debout, ouvrez les bras sur les côtés et montez un genou. Puis lancez la jambe en avant, posez le pied au sol et faites la même chose avec l'autre pied : montez le genou, lancez la jambe et posez le pied au sol.

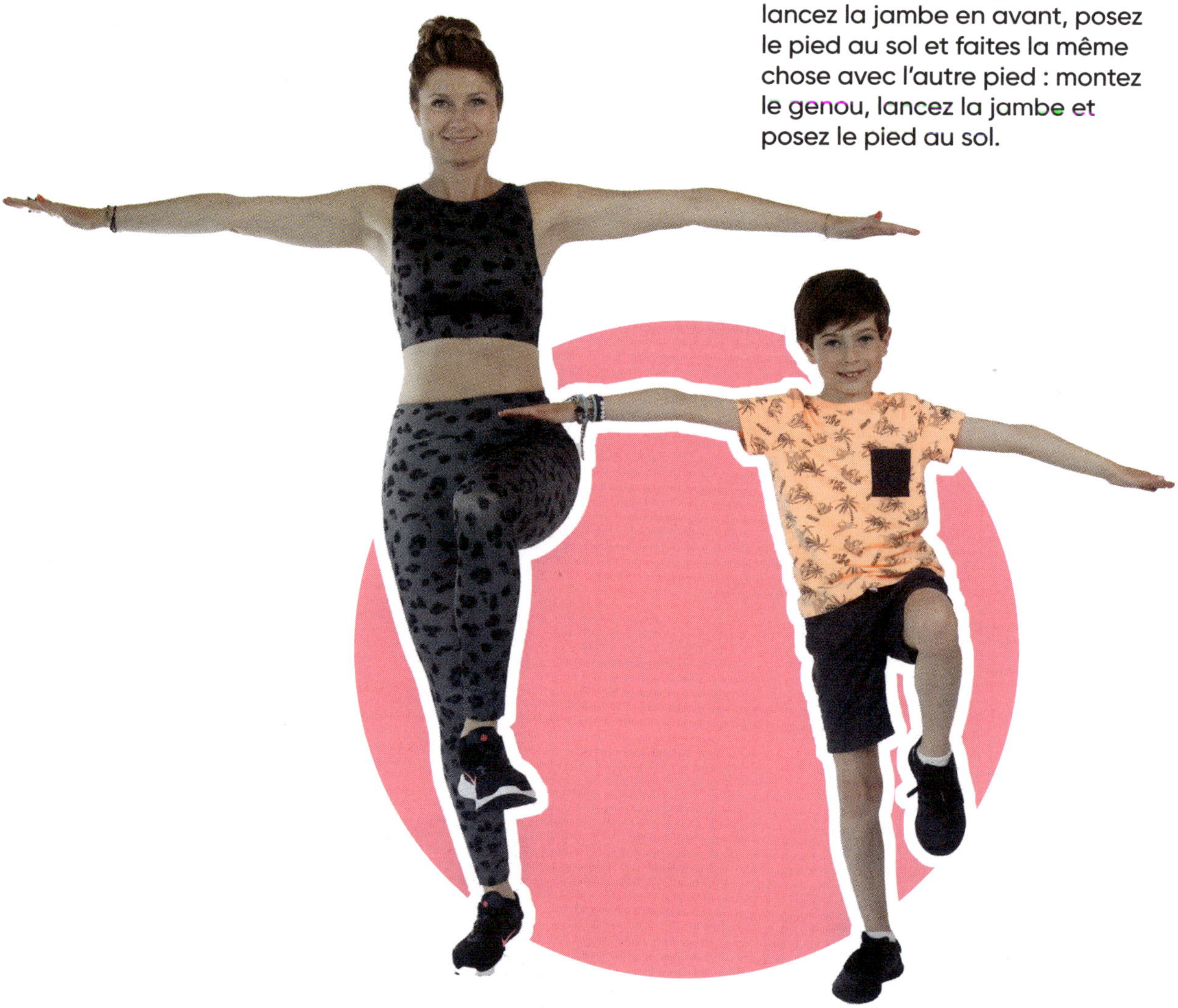

Mon conseil

On peut faire une variante plus difficile pour les parents ou les enfants s'ils le souhaitent : après le lancer de jambe, descendez directement en fente.

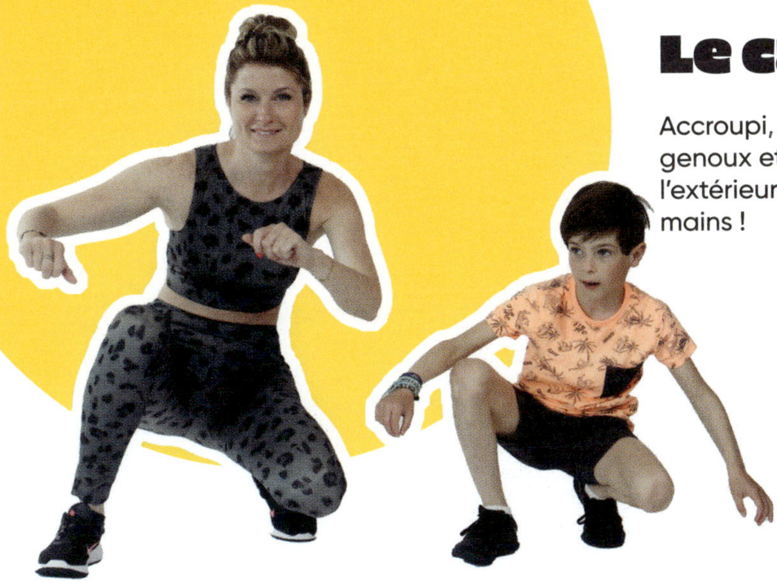

Le canard

Accroupi, les jambes largement ouvertes, genoux et pointes de pieds tournés vers l'extérieur, avancez sans vous aider des mains !

Mon conseil

Un très bon exercice pour travailler l'ouverture des hanches.

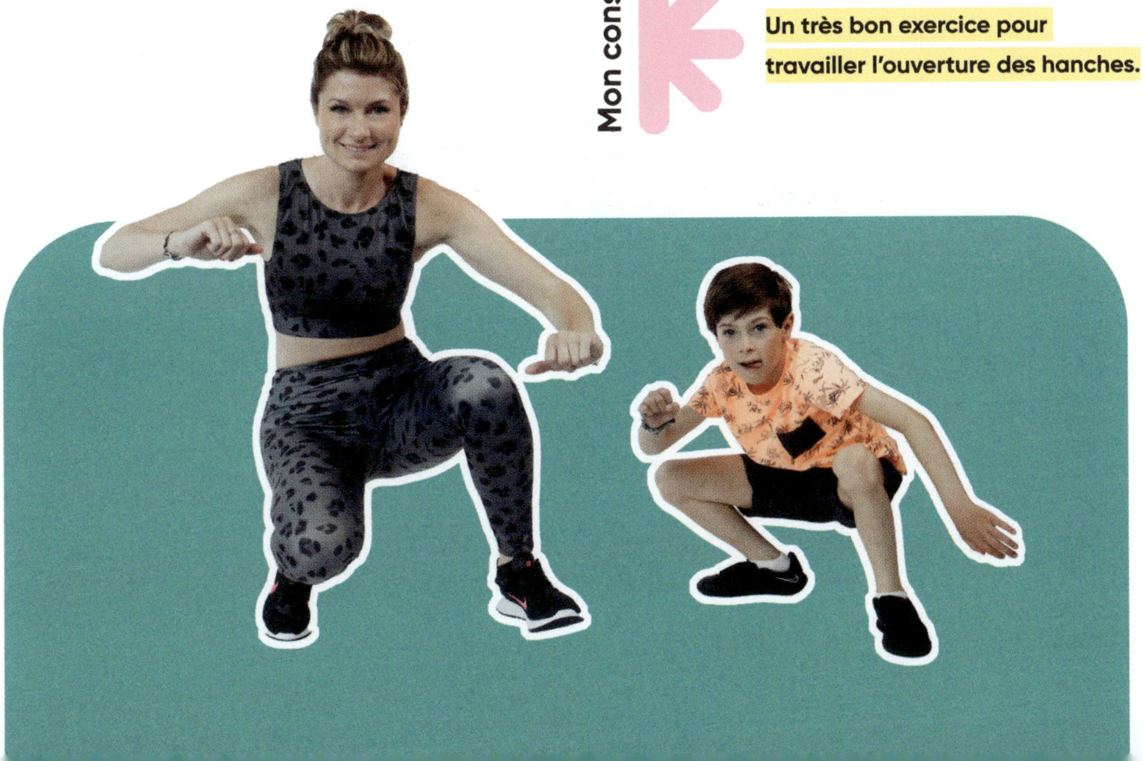

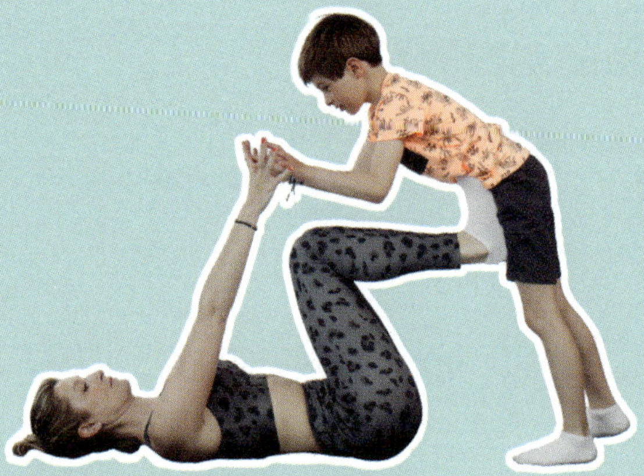

L'oiseau

C'est l'exercice d'acroyoga le plus facile !

1. Allongez-vous sur le dos, face à votre enfant, et venez poser vos pieds sur ses cuisses.

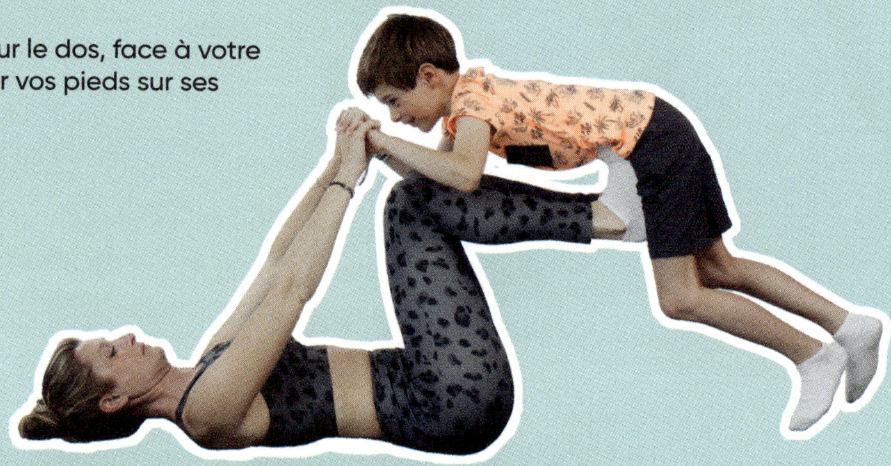

2. Attrapez-lui les mains et montez vos jambes doucement, en le portant : ses pieds décollent du sol.

3.

Une fois l'équilibre stabilisé, demandez à votre enfant d'ouvrir les bras sur le côté, comme l'oiseau qui ouvre ses ailes pour voler. Magnifique !

Mon conseil

Cette fois, tendez les jambes pour donner un peu de hauteur à votre oiseau !

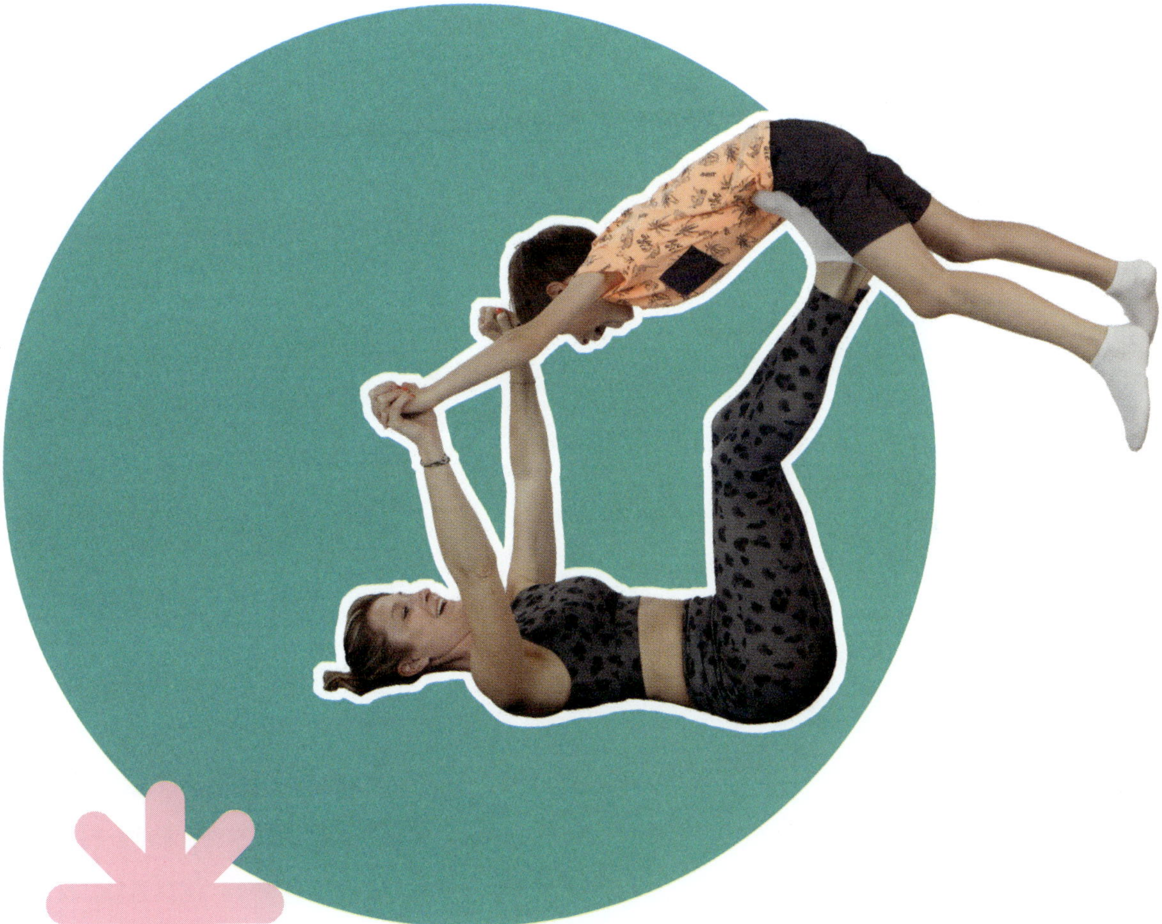

Attention à la descente : revenez tout doucement en arrière.

Vous pouvez aussi monter et descendre, comme au manège ! Serrez bien vos abdos !

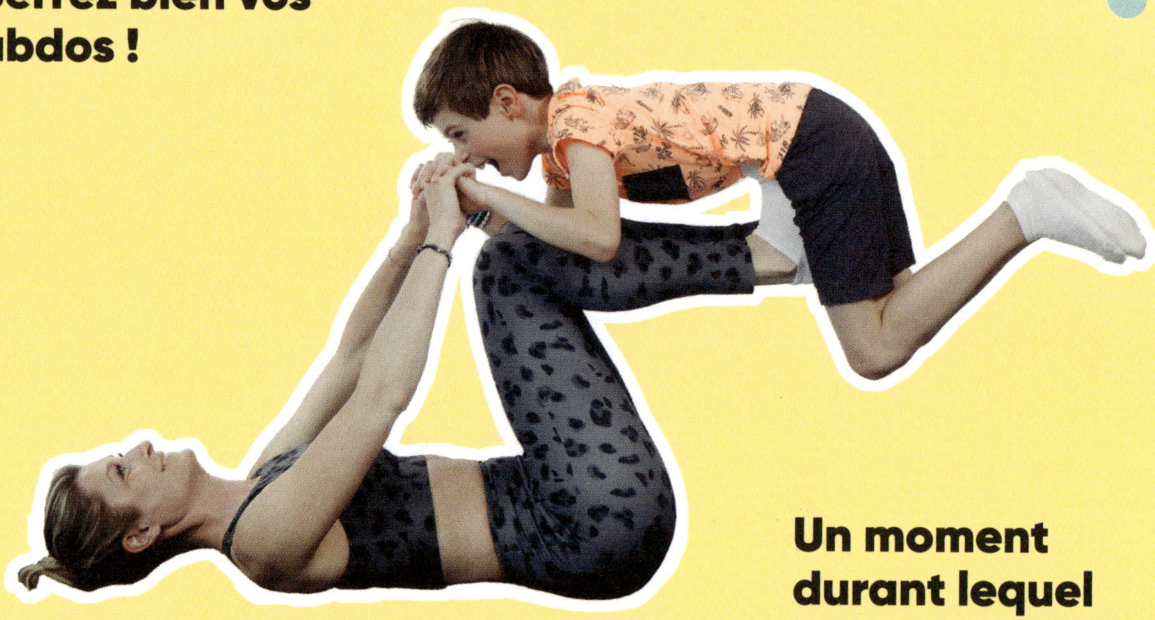

Un moment durant lequel on partage, on s'amuse, on rit tout en faisant de l'exercice !

Le chat

À quatre pattes, faites le dos rond du chat qui s'étire. Puis sortez la tête pour revenir en dos plat.

1.

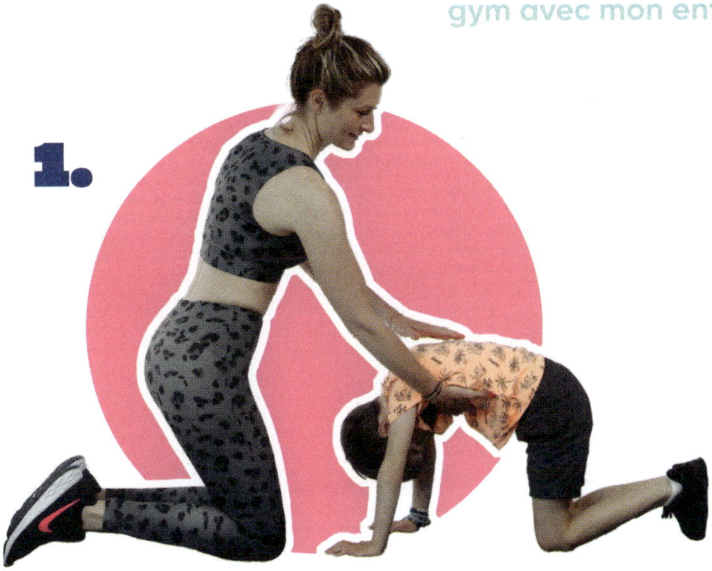

2.

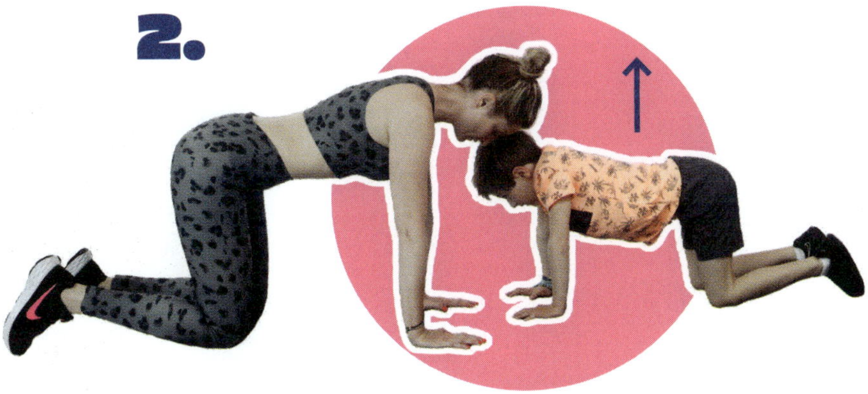

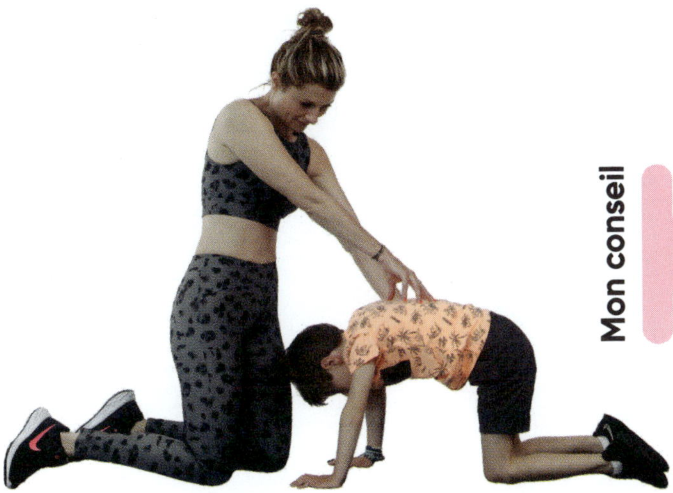

Mon conseil

Enrouler la tête, le dos, monter le dos puis revenir à plat n'est pas facile pour les enfants. Aidez-le à bien se positionner.
Pensez à rentrer le ventre.
Inspirez en dos plat, expirez en dos rond.

4

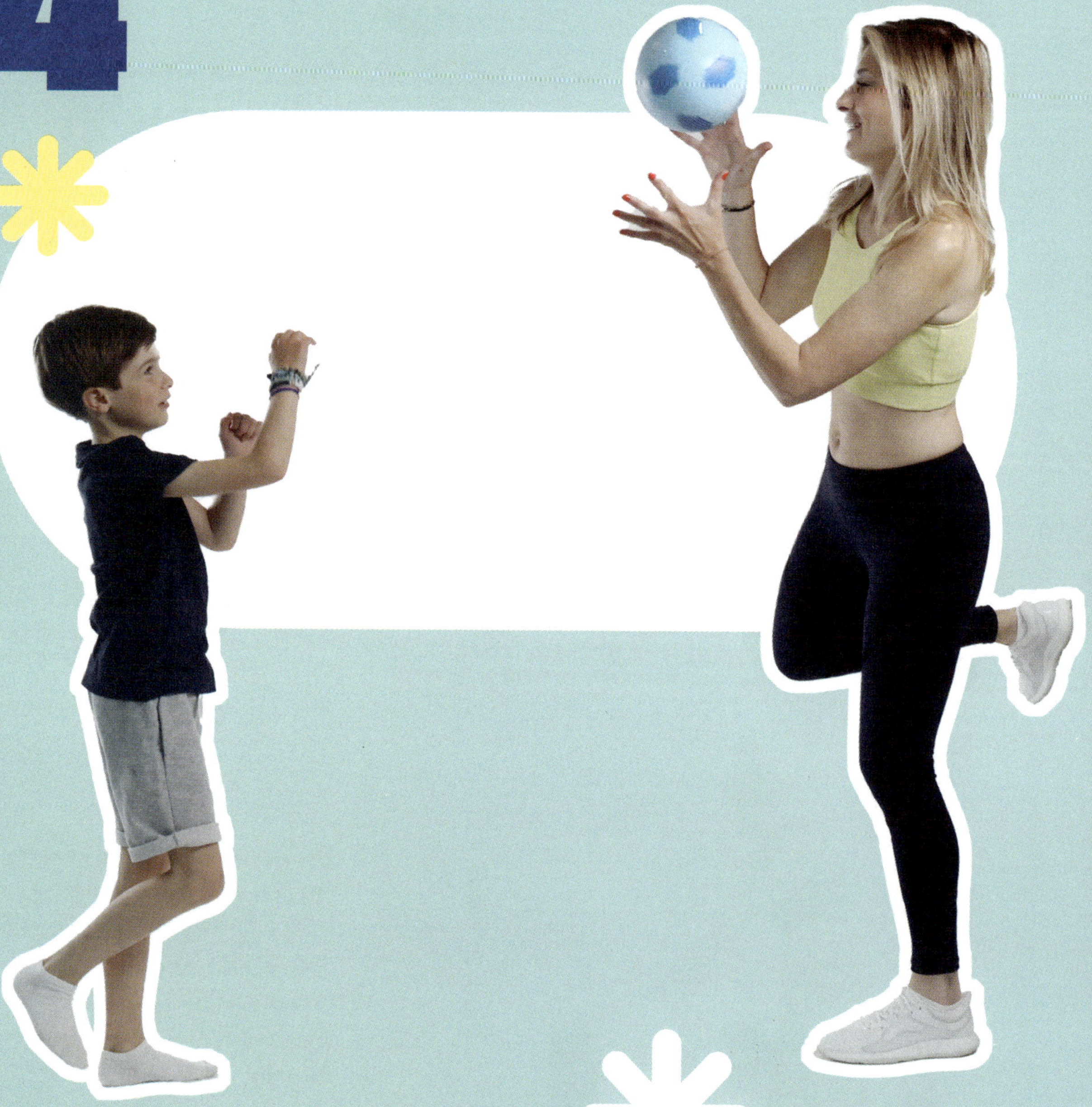

On se défoule : cardio et tonus à la clé !

On continue de s'amuser grâce à des séances de renforcement musculaire. Cardio, haut et bas du corps, gainage, mais aussi travail de la coordination, de l'équilibre, rien n'est laissé au hasard. Adaptez les exercices à l'âge de votre enfant, au temps dont vous disposez et surtout, à vos envies !

Si votre enfant n'a pas envie de participer ou s'arrête pendant le training, surtout ne l'obligez pas à poursuivre. Laissez-le faire une pause ou courir ou sauter pendant que vous continuez la séance. Je gage qu'il vous rejoindra plus tôt que vous ne le pensez...

Spécial petits

Le 5 x 20 : moi tout seul !

Voici 5 exercices que votre enfant peut faire chez vous, en chaussettes ou en baskets – quand ça glisse, c'est plus facile ! L'occasion de vérifier qu'il sait compter jusqu'à 20… ou même 100 ! Libre à vous de l'accompagner ou d'encourager ses prouesses !

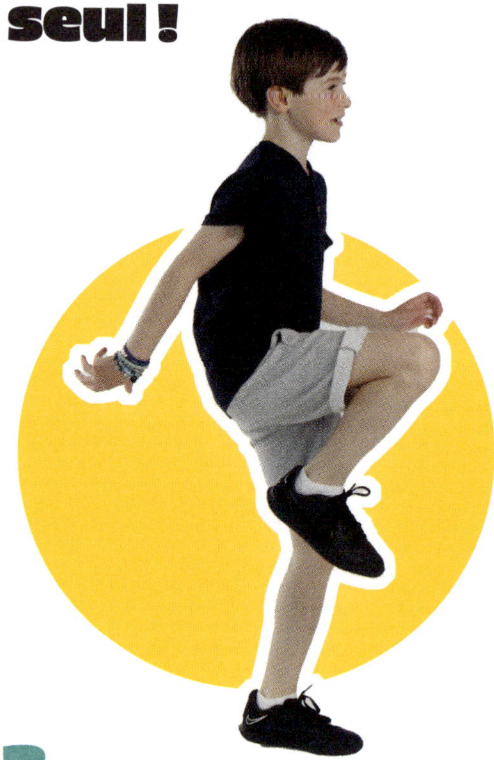

1.

Debout, on court sur place en comptant jusqu'à 20.

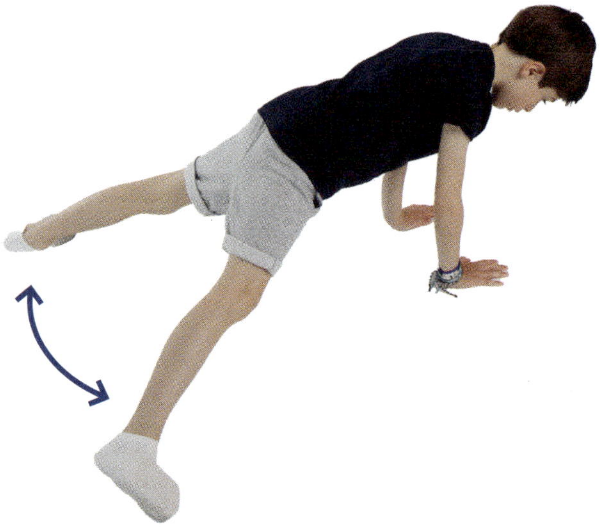

2.

Puis on passe au sol à quatre pattes jambes tendues et, en appui sur les bras tendus, on ouvre et ferme les jambes sur les côtés 20 fois en les faisant glisser sur le sol. On compte à voix haute !

3.

On repasse debout et on fait à nouveau le premier exercice, 20 fois donc.

4.

Puis on repasse au sol à quatre pattes, comme pour le deuxième exercice, mais cette fois, on glisse les jambes de haut en bas, 20 fois toujours, en moutain climber, comme si on grimpait.

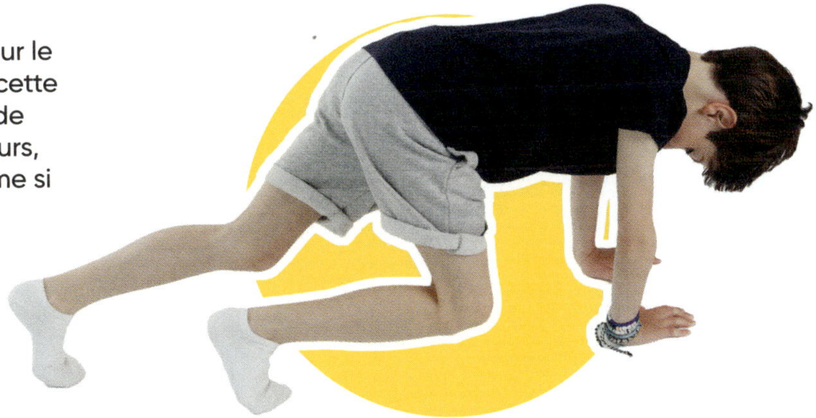

5.

On se remet debout, et on écarte les bras et les jambes en sautant pour réaliser des jumping jacks. 20 fois. Si ça devient difficile, on écarte juste les pieds sans sauter.

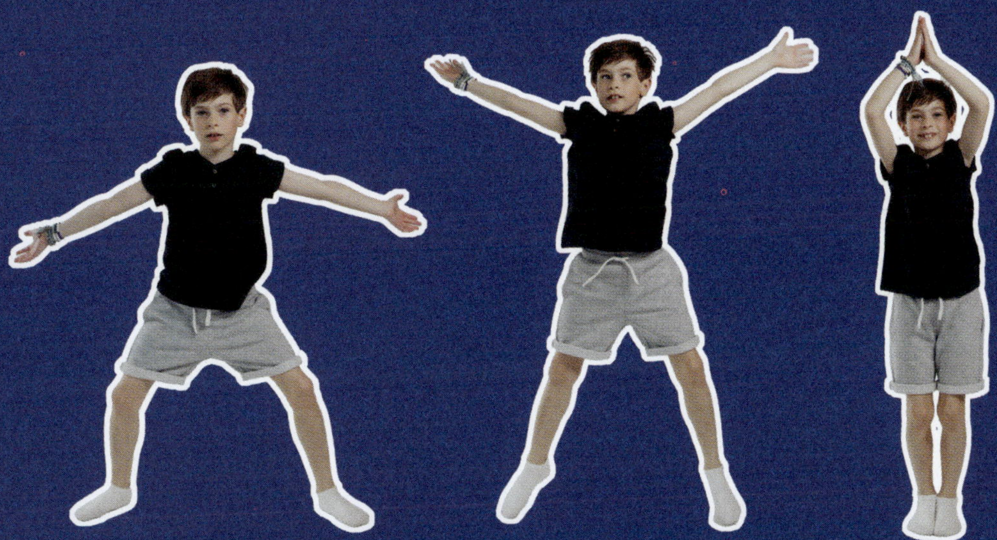

Le cherche-ballon

Il s'agit de faire la course, mais à cloche-pied ! Attention, il est interdit de tricher !

Alignez-vous sur la ligne de départ. Au top, partez chercher à cloche-pied un ballon posé quelques mètres devant vous et restez à cloche-pied pour prendre le ballon. Faites demi-tour, toujours à cloche-pied, que vous ayez réussi à attraper le ballon ou non – vous avez le droit de changer de pied si c'est trop difficile.

Variantes

Même chose mais cette fois, allez attraper le ballon et revenez :

1/en sautant non plus à cloche-pied mais à pieds joints,

2/en vous déplaçant en ciseaux,

3/en pas chassés,

4/en jumping jacks.

Mon conseil

Cet enchaînement peut se pratiquer n'importe où, à l'intérieur comme à l'extérieur. Il est complet, car il fait travailler le cardio et l'équilibre et renforce les cuisses et les abdos. Faites-le une petite dizaine de fois.

Alors, qui est le plus rapide ? Remettez en jeu le titre de vainqueur, en enchaînant avec les variantes !

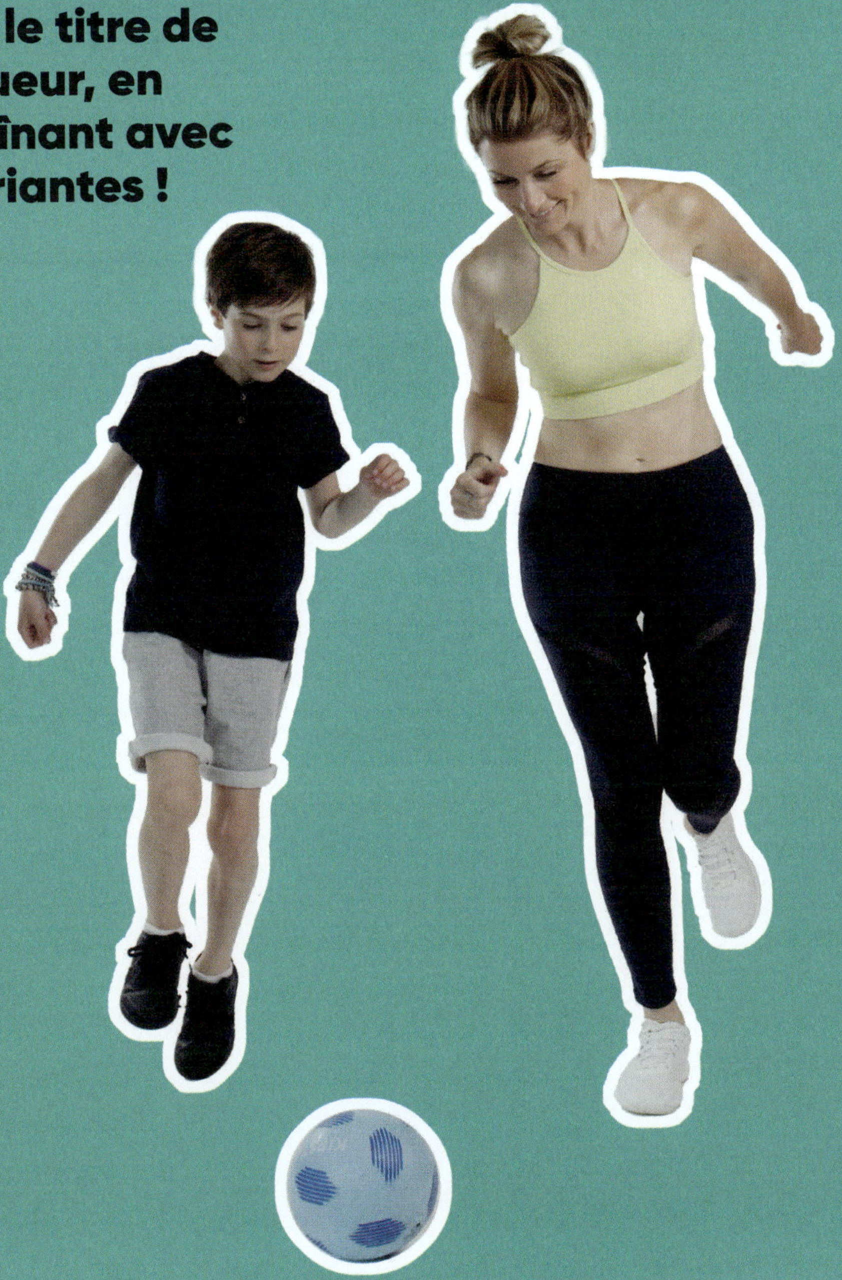

5

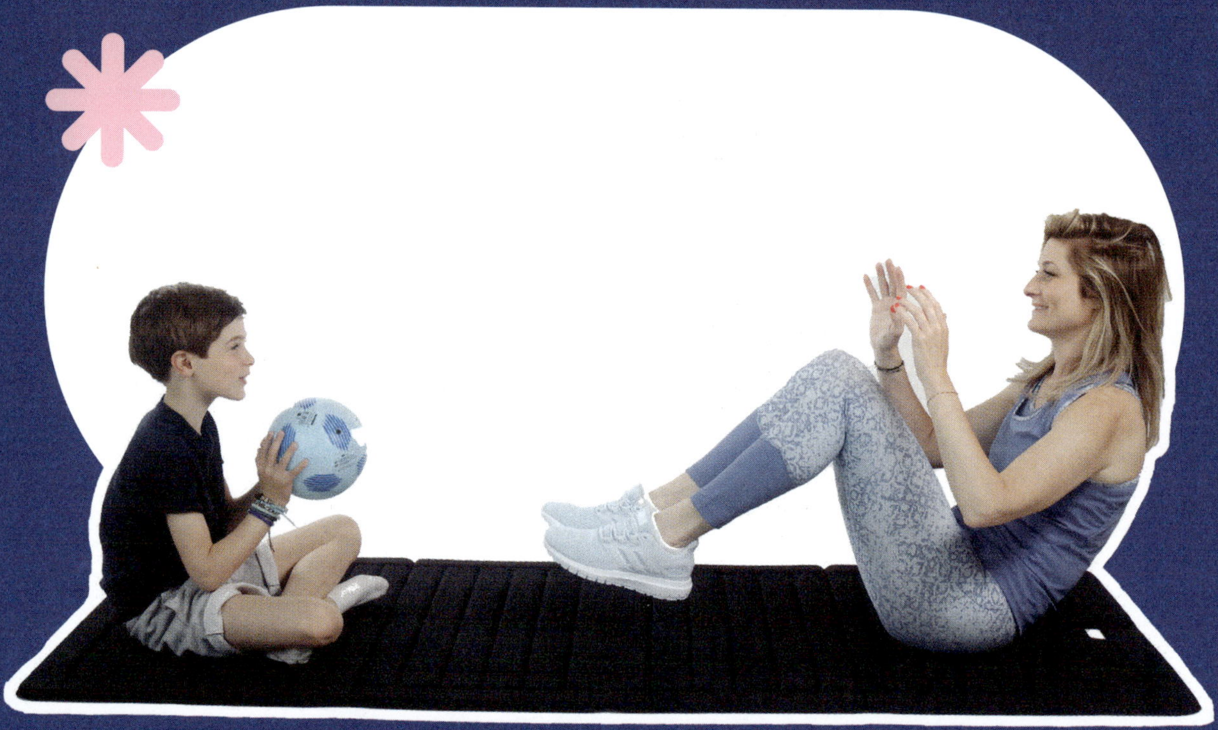

Le training tonification & coordination

Dans tous les exercices qui suivent, vous et votre enfant devez rester bien gainés. Pour l'expliquer à votre enfant, dites-lui de rentrer le ventre ou encore d'aspirer le nombril, comme pour le faire toucher la colonne vertébrale (voir page 137). N'oubliez pas de respirer : inspirez puis expirez dans l'effort.

Pourquoi c'est bon pour mon enfant ?

La coordination est une faculté qui permet de mettre en mouvement son corps, en étant fluide et stable. On parle de coordination bilatérale quand il s'agit d'exécuter un geste intentionnel des deux côtés, simultanément ou alternativement. C'est grâce à la coordination bilatérale que l'enfant peut tenir son verre d'une main tandis que l'autre tourne la paille pour mélanger le sirop et l'eau.

Il est courant que l'enfant connaisse des problèmes de coordination, cette faculté motrice est en effet un apprentissage et s'apprend donc progressivement. Vous constaterez si la coordination de votre enfant est bonne ou, au contraire, a besoin d'être améliorée en l'observant pendant qu'il réalise des gestes du quotidien : par exemple si votre enfant a du mal à faire ses lacets, à attraper un ballon, à découper avec des ciseaux, à enfiler des perles...

Avec le training qui suit, vous allez entraîner sa coordination tout en jouant. En apprenant à votre enfant à mobiliser ses jambes, puis ses bras, puis les deux ensemble, vous allez renforcer son apprentissage de la coordination.

* Commencez par le faire de manière **symétrique** : par exemple les deux mains ensemble (tapez des mains), les deux jambes ensemble (sautez en écartant les jambes puis en les resserrant), les deux pieds ensemble (par exemple en sautant à pieds joints).
* Puis de manière **alternative** : une main puis l'autre (ouvrez une main puis l'autre), une jambe puis l'autre (montez une jambe puis l'autre), un pied puis l'autre (sautez à cloche-pied d'un pied puis de l'autre).

Plus votre enfant aura une bonne coordination, plus il sera à l'aise en sport mais aussi dans des activités comme marcher, faire du vélo, tenir en équilibre, tenir son stylo, etc.

En plus du parcours qui suit, voici quelques idées supplémentaires faciles à mettre en œuvre pour travailler sa coordination :

- Faites-lui faire la brouette : tenez ses pieds pendant qu'il avance avec ses mains.
- Jouez avec lui à la marelle.
- Achetez-lui une corde à sauter.
- Entraînez-le à se balancer tel un singe en se déplaçant sur des barres de renforcement en hauteur (dans les parcs, parcours sportifs, au gymnase…).
- Jouez aux billes ou à la pétanque ou encore au croquet.
- Emmenez-le faire un parcours d'accrobranche.
- Jouez au ballon ensemble, en vous faisant des passes au pied ou en vous le lançant avec les mains.
- Emmenez-le à la piscine : quelle que soit la nage choisie, elle permettra d'entraîner sa coordination… et son endurance.
- L'exercice Superman (page 129) est un super entraînement de base !
- Sans oublier les animaux : en les imitant à tour de rôle (voir pag 59), il développera sa coordination sans même y penser !

Le lancer de balle

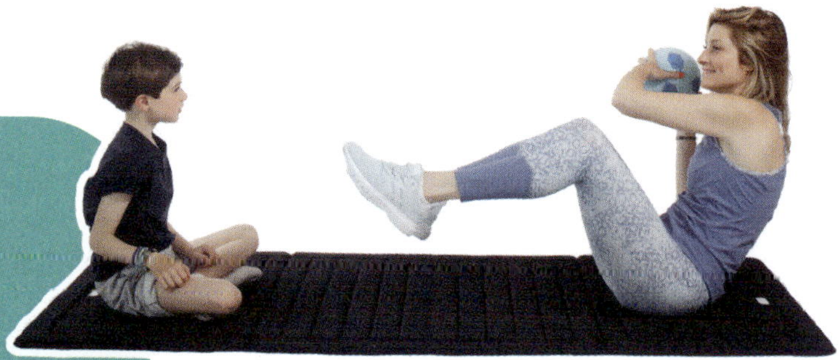

1.

Prenez la balle et asseyez-vous face à face sur le tapis. Le parent a les jambes fléchies, talons au sol ou, plus difficile, il lève les pieds pour travailler les abdominaux en profondeur. L'enfant, lui, peut garder les pieds au sol ou même s'asseoir en tailleur, selon son envie.

2.

Commencez par lancer la balle à votre enfant, en visant ses mains. À son tour de vous la renvoyer. Répétez plusieurs fois.

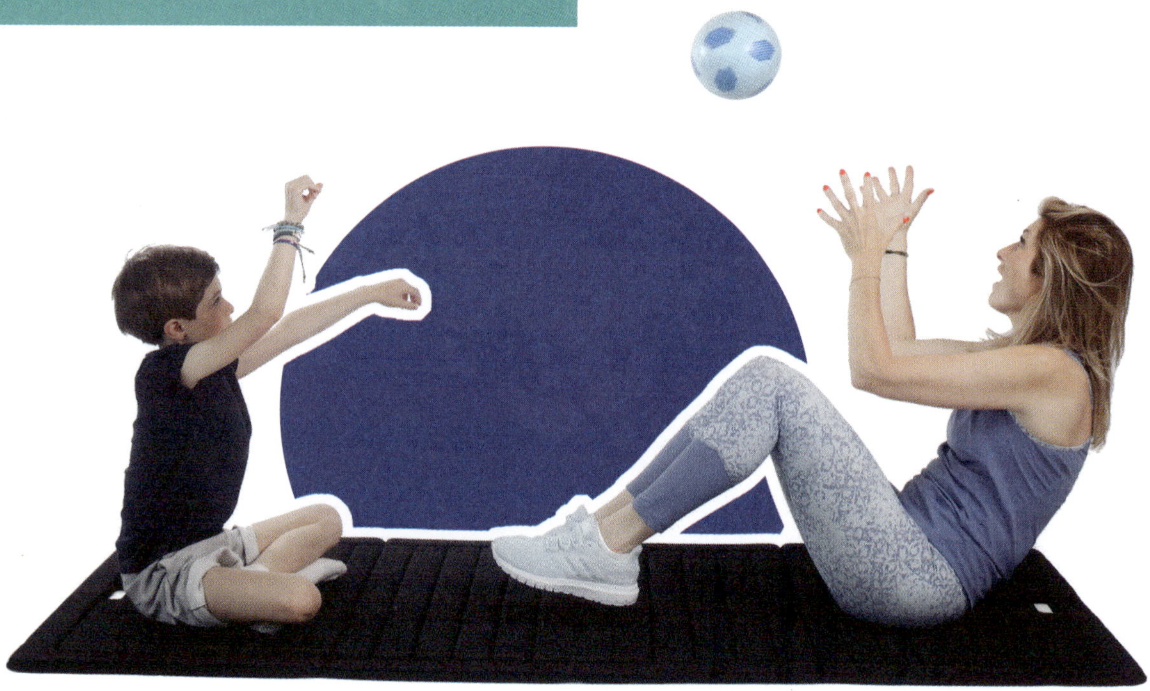

3.

Puis lancez-la (et cherchez-la !) sur le côté, puis devant, puis en hauteur, puis en bas, tout en s'amusant bien sûr !

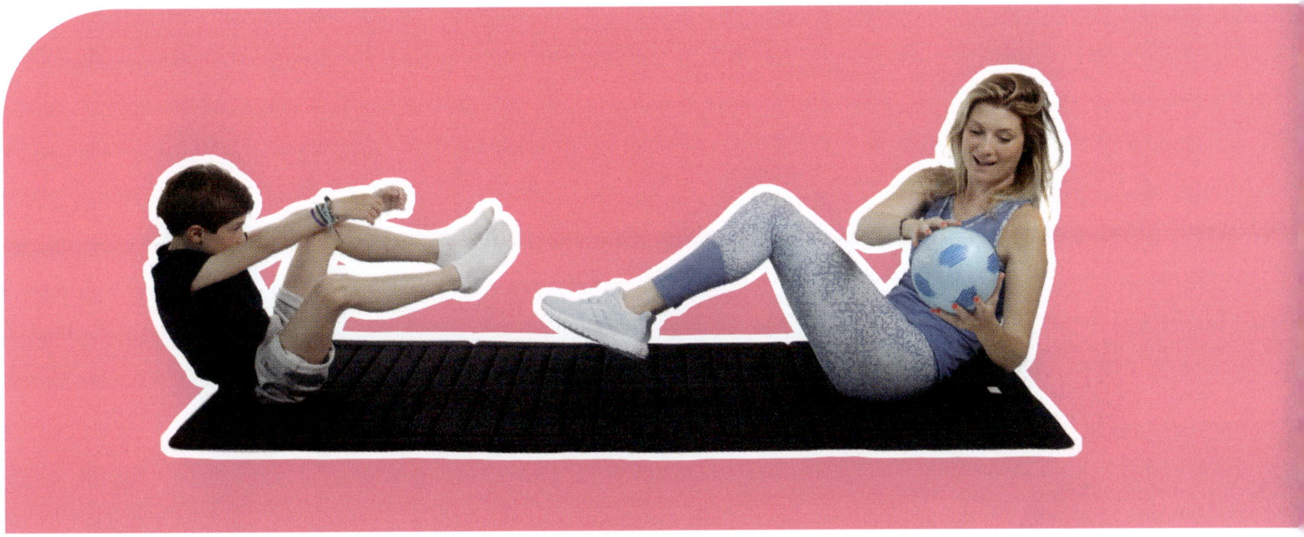

Quand la balle est perdue (ou que votre enfant commence à trop s'exciter), passez debout.

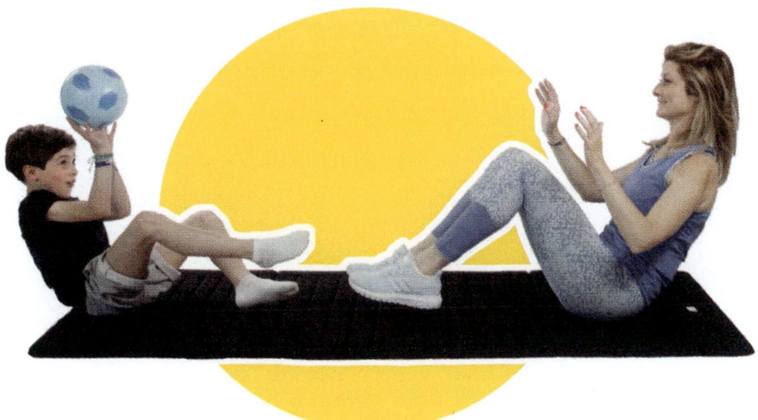

Le squat volley

1.

Le parent se met en squat : les pieds parallèles, les jambes ouvertes de la largeur du bassin, on descend comme si on allait s'asseoir sur une chaise, attention, pas les genoux en avant et sans décoller les talons – enfoncez-les bien dans le sol. Poussez les fesses en arrière et regardez devant vous.

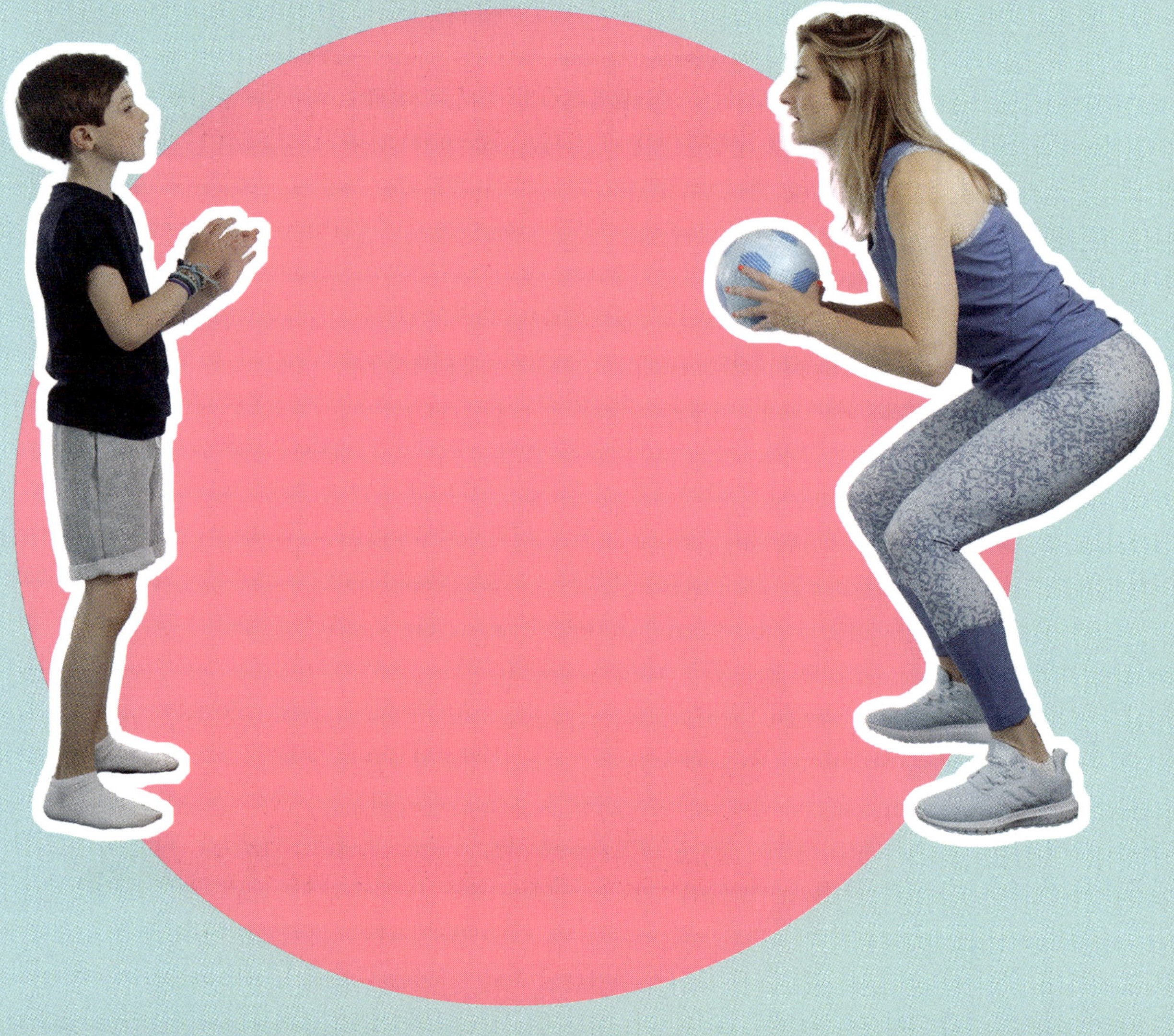

2.

En gardant la position, lancez la balle ; votre enfant la réceptionne en faisant un squat à son tour.

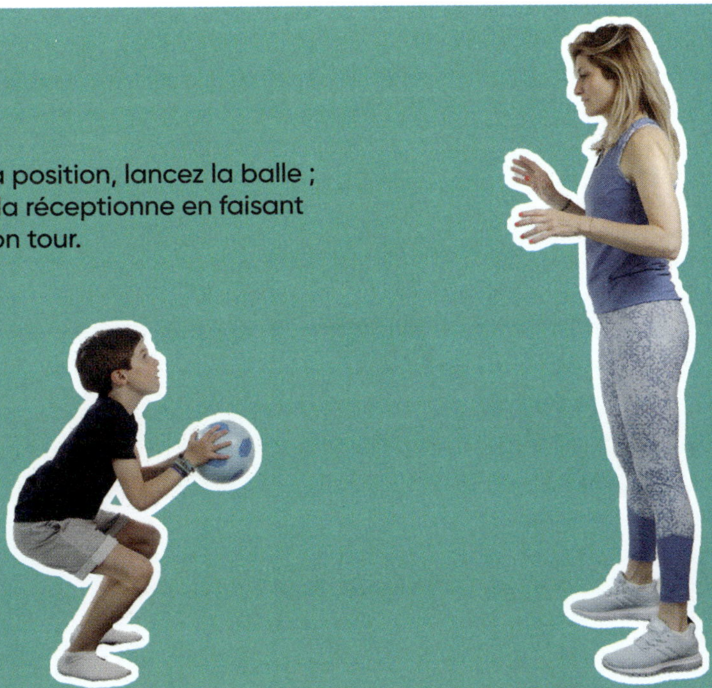

Mon conseil

Prenez le temps de vous appliquer en descendant pour le squat. Attention : pas de dos rond. On regarde bien devant son enfant.

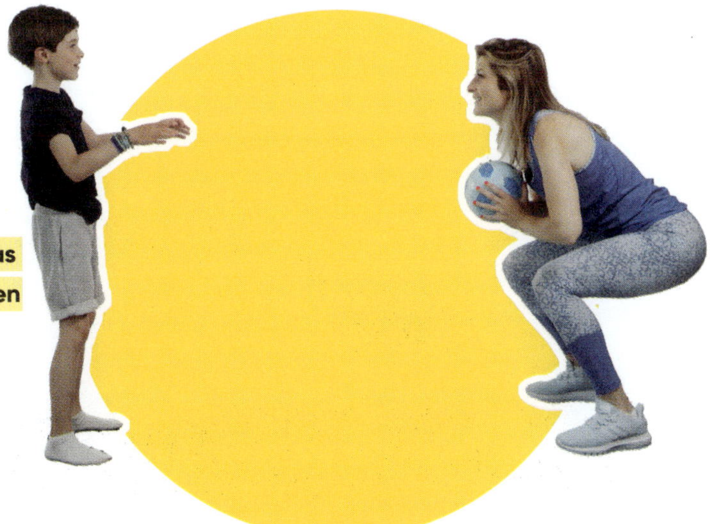

Passe à ton voisin !

1.

Retour sur le tapis, assis côte à côte pour un exercice plus calme : passez le ballon à votre enfant qui doit ensuite toucher le sol avec sur le côté extérieur. Puis à son tour de vous le passer, à vous de toucher le sol avec le ballon.

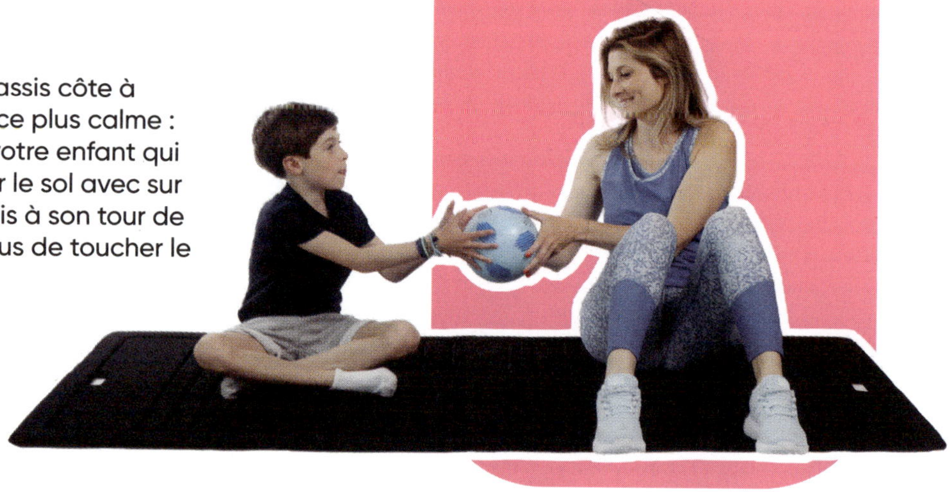

Faites des passes de plus en plus rapides, sans bâcler le mouvement !

Variante

Même chose mais debout, avec un rebond sur le côté ou devant soi.

2.

On enchaîne avec une belle planche, sur les genoux ou jambes tendues, face à face.

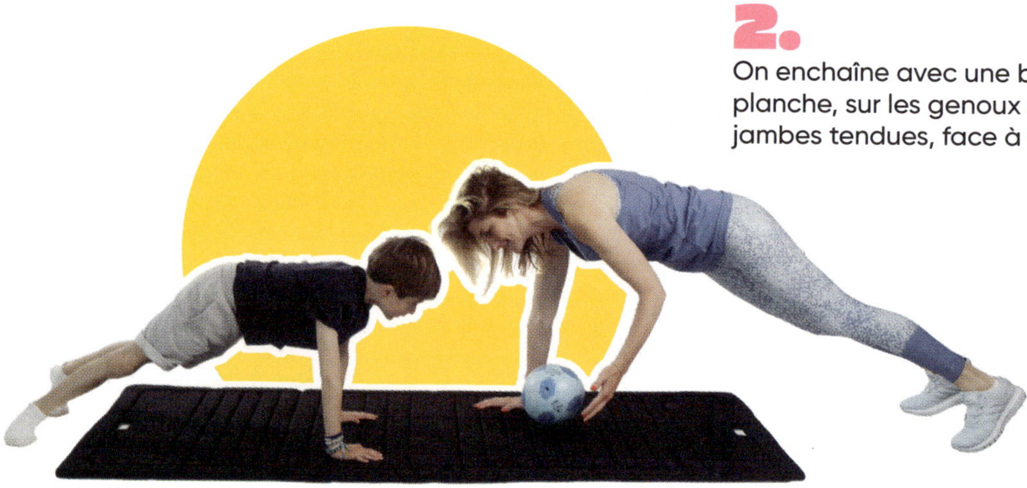

Passe à ton voisin en face à face

1.

Passez maintenant sur le dos, jambes pliées, pieds près des fesses. On continue le travail des abdos !
Allongez-vous et relevez le buste pour lancer la balle. L'enfant la rattrape et s'allonge à son tour avant de relever le buste pour vous la lancer. Et ainsi de suite.

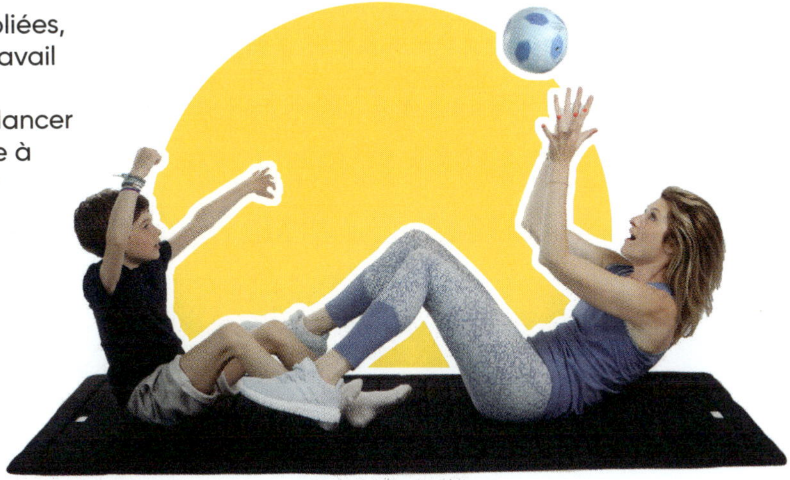

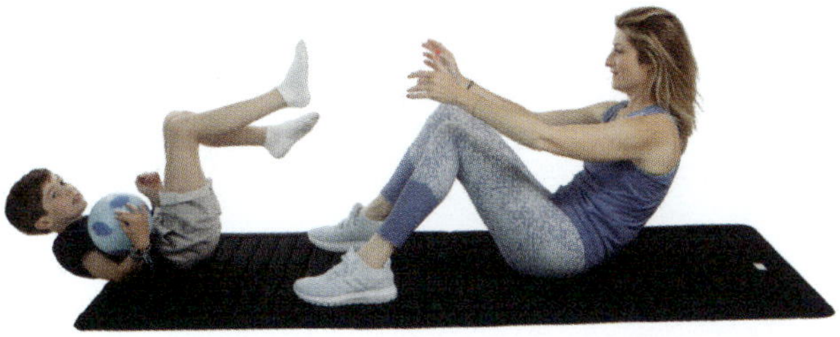

Mon conseil

Attention, ne forcez pas avec le dos, contrôlez bien la montée et la descente en serrant le ventre.

2.

Vous pouvez ajouter à la descente un mouvement d'extension des bras en arrière pour travailler les triceps et le dos.

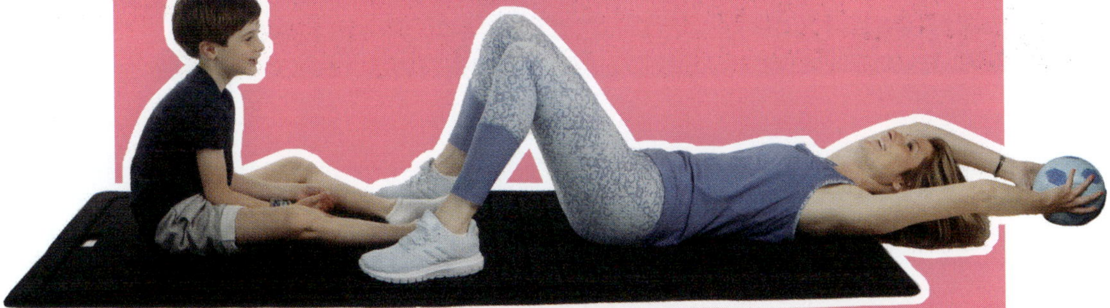

Variante

Même chose en décollant les jambes et en enroulant le dos, comme pour faire une galipette.

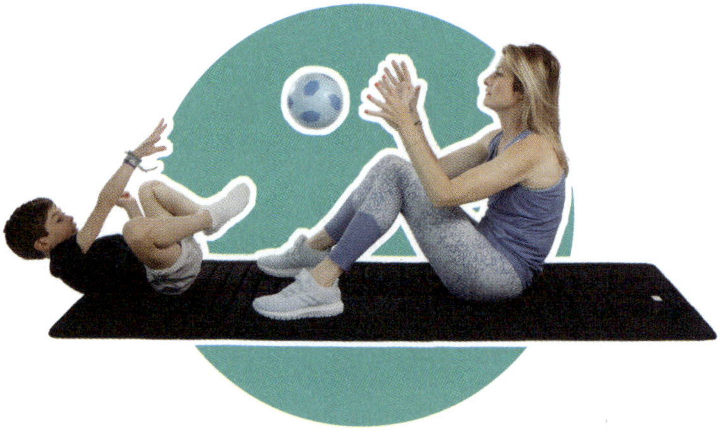

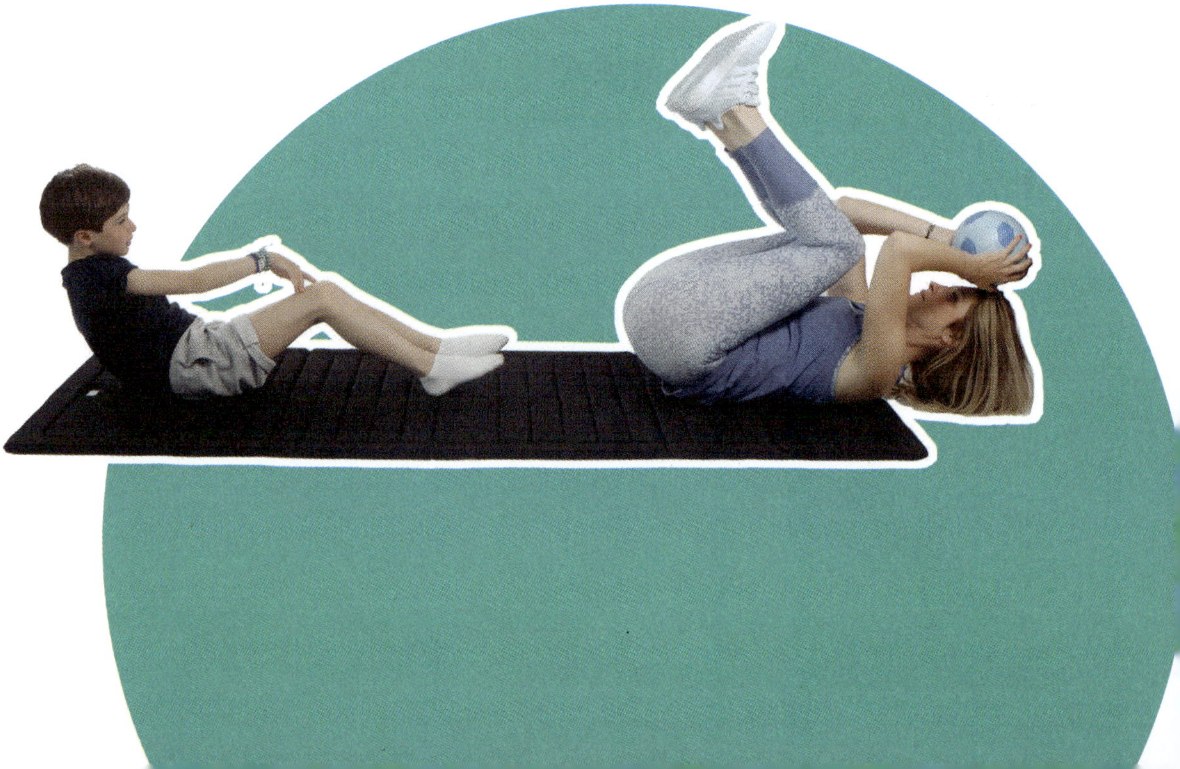

Passe à ton voisin en dos à dos

Asseyez-vous en tailleur, dos à dos, et passez-vous la balle sur le côté pour travailler les obliques. Changez de sens !

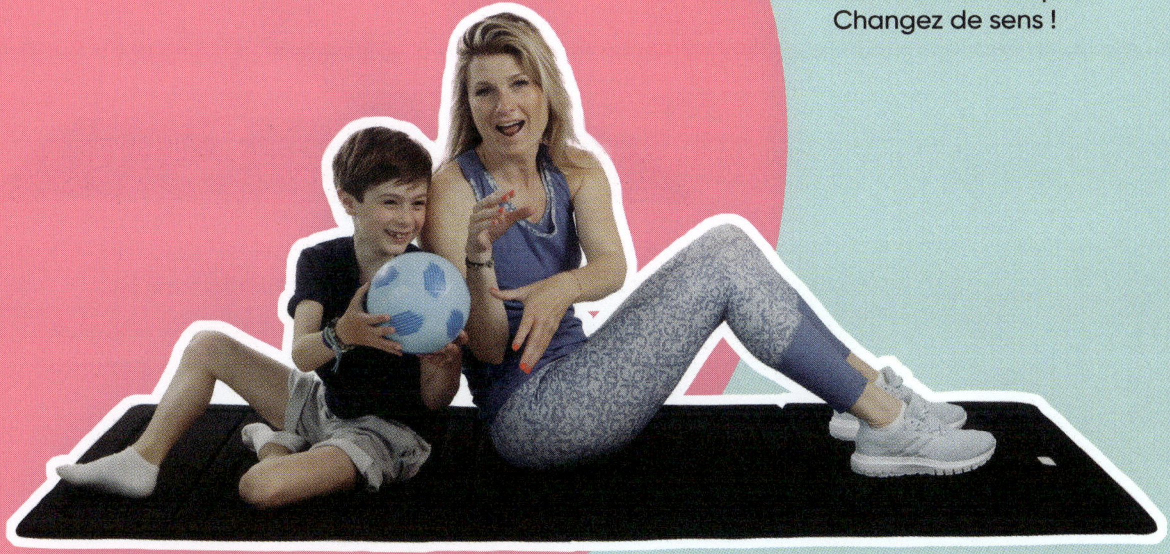

Variante

Pour corser l'exercice, le parent peut soulever les pieds.

Focus : c'est quoi « une belle planche » ?

Comment faire une belle planche ? Sur les genoux jambes tendues, bras fléchis ou tendus, il faut penser à avoir le bassin vers l'avant, les mains en dessous des épaules. On serre son ventre et on garde le dos bien droit.

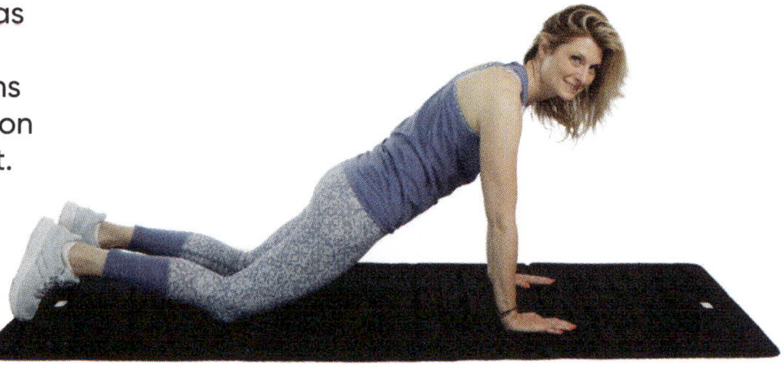

Mon conseil

Attention à ne pas remonter les fesses, même si les enfants ont tendance à les avoir en l'air. Et attention à ne pas creuser le dos. Ne soyez pas à la recherche de la position parfaite avec vos enfants : ils ne sont pas là pour être dans la performance abdominale, mais pour se dépenser de façon ludique.

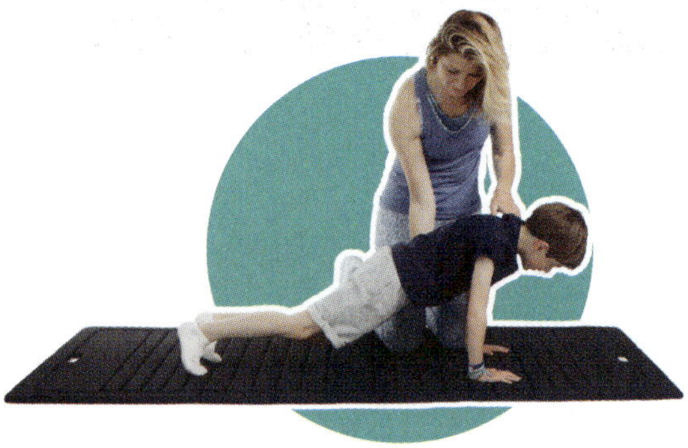

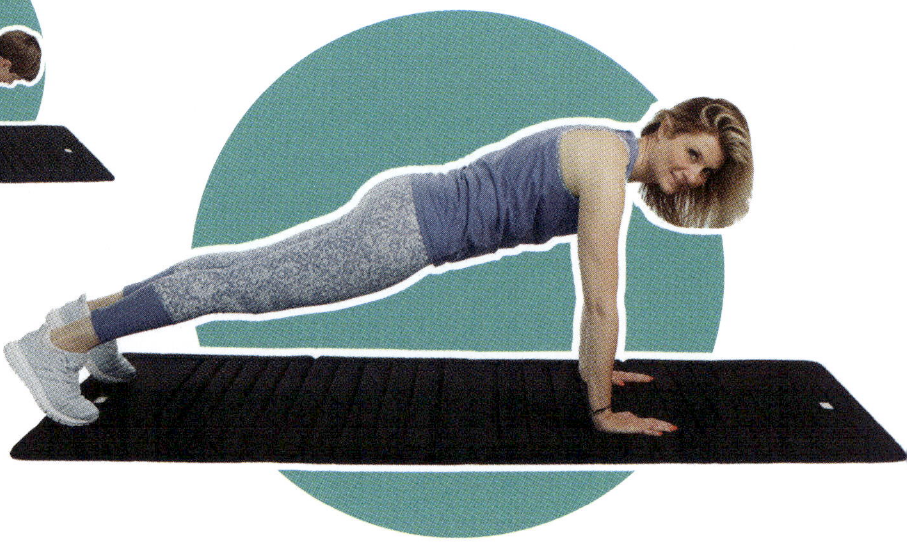

Les erreurs à éviter :

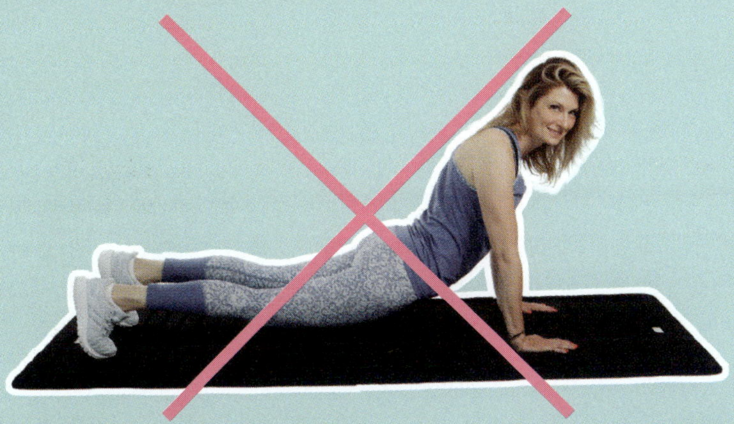

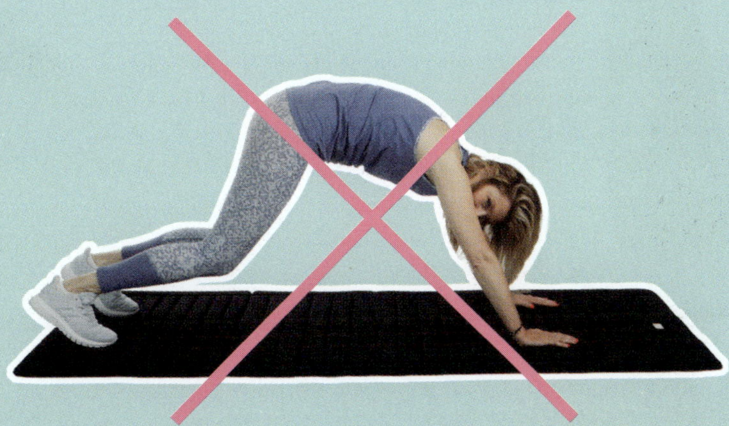

6

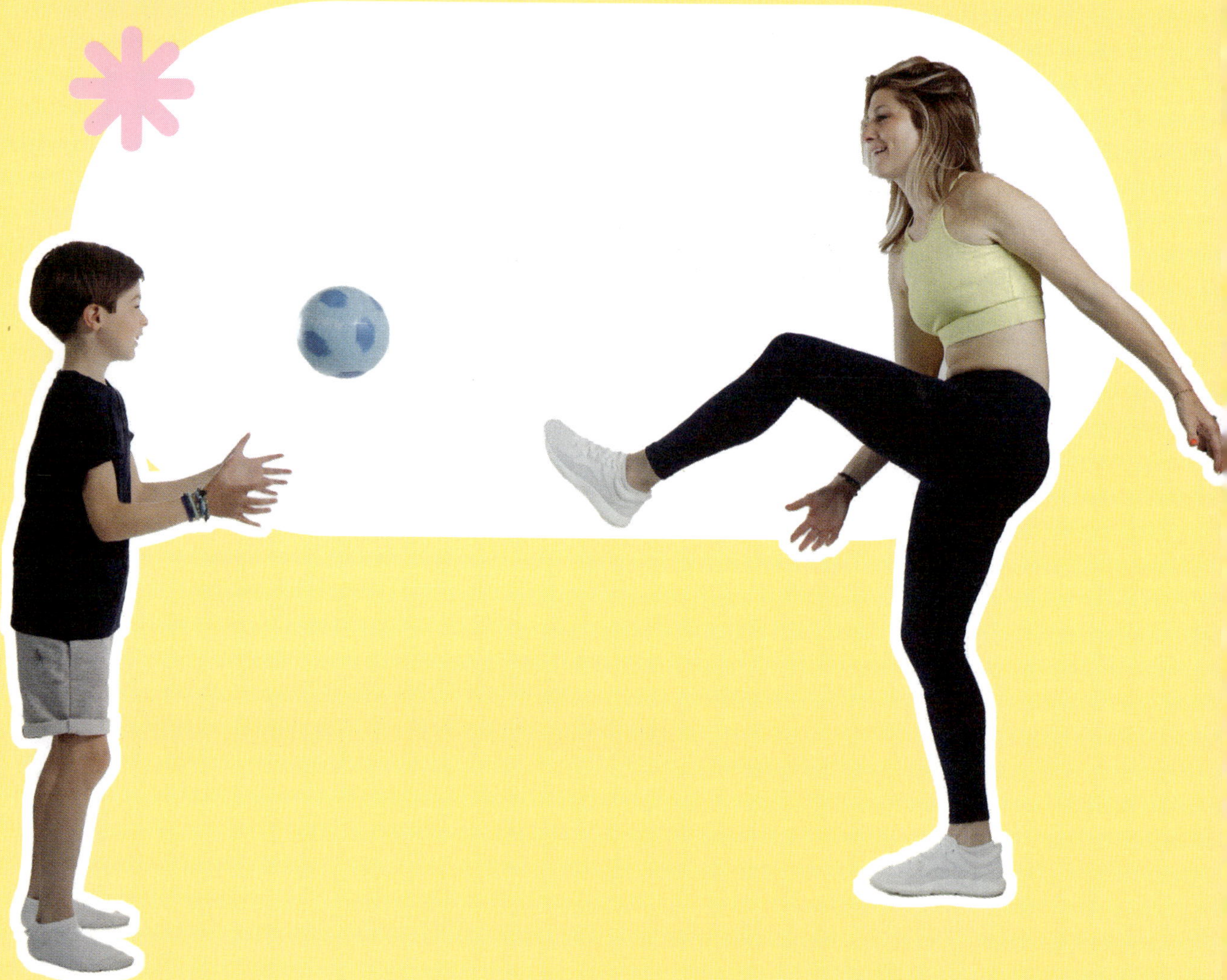

Le training tonification & équilibre

Dans les exercices suivants, vous allez vous tonifier tout en travaillant l'équilibre. Essayez de bien regarder le ballon, dans quelle direction il va pour travailler votre équilibre et vos abdominaux. Tout le dos travaille aussi.

Pourquoi c'est bon pour mon enfant ?

L'équilibre est essentiel au quotidien. Dynamique ou statique, il est la base de tous les mouvements : pour s'asseoir, se lever, marcher, se rétablir lors des changements de position, etc.

Trois sens sont requis pour assurer l'équilibre : le sens vestibulaire avec l'oreille interne, la vue et la proprioception (la perception des différentes parties de son corps dans l'espace).

Après la marche, le vélo est certainement l'une des activités qui permet à l'enfant de bien développer son équilibre. S'il est tout-petit, la draisienne est idéale pour une première expérience cyclique. Elle devrait lui éviter les roues de soutien. Sinon, ajoutez les petites roues à son premier vélo et retirez-les quand vous sentez qu'il est prêt à s'élancer !

Il existe une quantité d'exercices pour apprendre aux enfants à garder une stabilité à toute épreuve. Vous pouvez les pratiquer de façon **statique**, en **mouvement** et plus amusant, à condition de les exécuter une fois maîtrisés, avec **les yeux fermés** !

En plus du parcours qui suit, voici quelques idées supplémentaires faciles à mettre en œuvre pour travailler son équilibre :

- Demandez à votre enfant de se tenir debout sur un pied puis sur l'autre. Puis un pied au sol, l'autre sur un ballon...
- Sur un carrelage, demandez à votre enfant de marcher sur la ligne de joint. Ou s'il est plus petit, sur une ligne de carreaux, sans la dépasser...
- Entraînez-le à faire des galipettes. Mine de rien, ce n'est pas facile de rester dans l'axe pour faire la culbute !
- Inscrivez-le à un cours de baby gym.
- Si votre enfant est plus grand, il peut marcher sur une barre/ poutre d'équilibre (avec vous debout au sol à ses côtés pour éventuellement le rattraper).
- La marelle, à cloche-pied ou à pieds joints, reste un must ! Comme la corde à sauter !
- Plus dur, demandez à votre enfant de tenir sur un pied sur un tremplin. Corsez l'exercice en marchant à côté de lui sur le tremplin tandis que lui doit s'efforcer de garder son équilibre !

1.

Tenez-vous debout face à face. Puis levez une jambe pour faire passer la balle et l'envoyer à votre enfant.

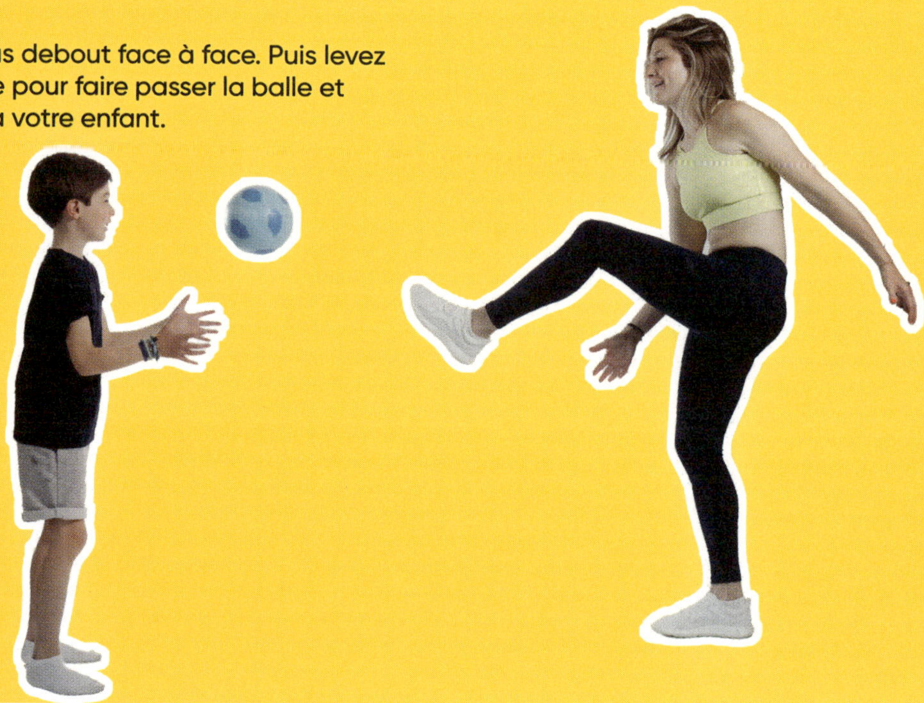

Mon conseil

Mine de rien, cet exercice en apparence simple fait travailler les abdos au moment où on lève la jambe : on est obligé de serrer son ventre pour être gainé, garder l'équilibre et rattraper la balle.

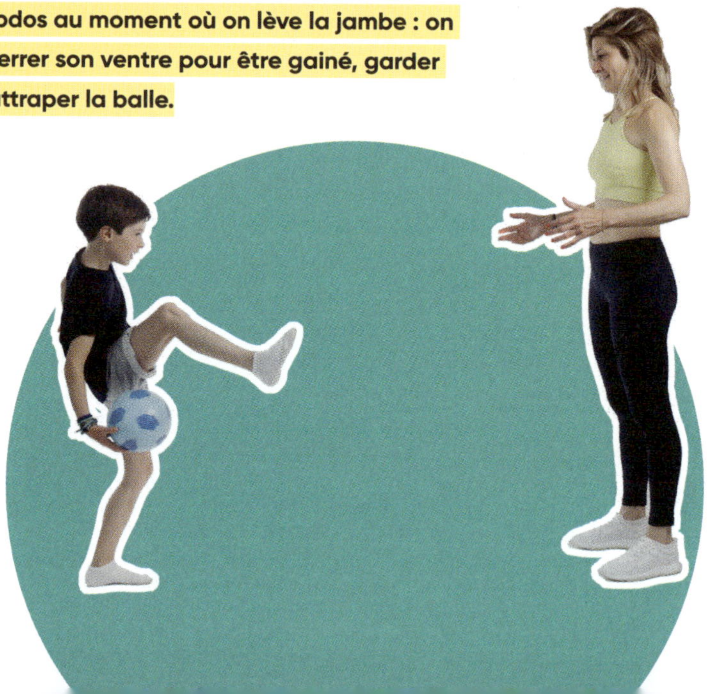

Imaginez que vous êtes un flamant rose !

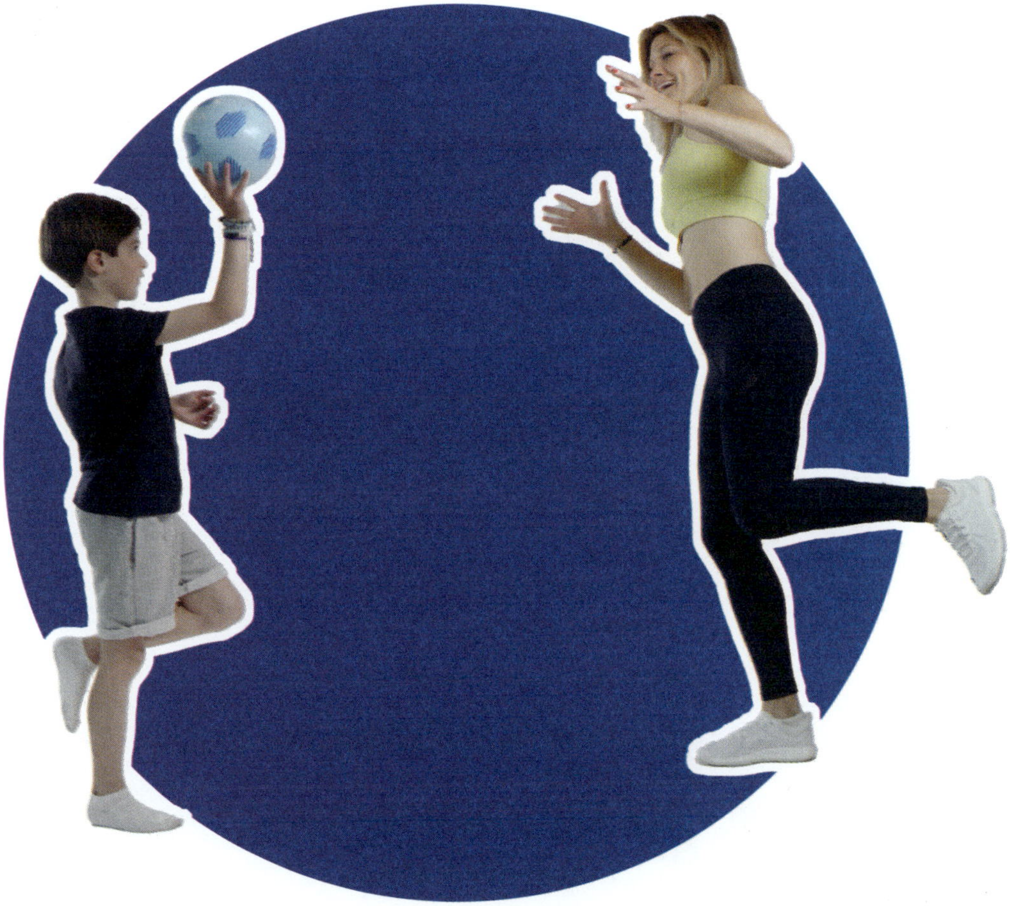

2.

Allez, on continue de se lancer le ballon, en équilibre sur un seul pied. Au bout d'une dizaine de lancers, on change de pied !

Mon conseil

C'est souvent compliqué pour les enfants, surtout à un certain âge, de trouver puis de garder l'équilibre. Avec cet exercice, on va justement travailler l'équilibre. Et pour se rétablir quand on le perd, on saute à cloche-pied.

3.

On passe en planche, côte à côte. Et on se passe la balle sur le côté. On bosse les abdos sans y faire attention !

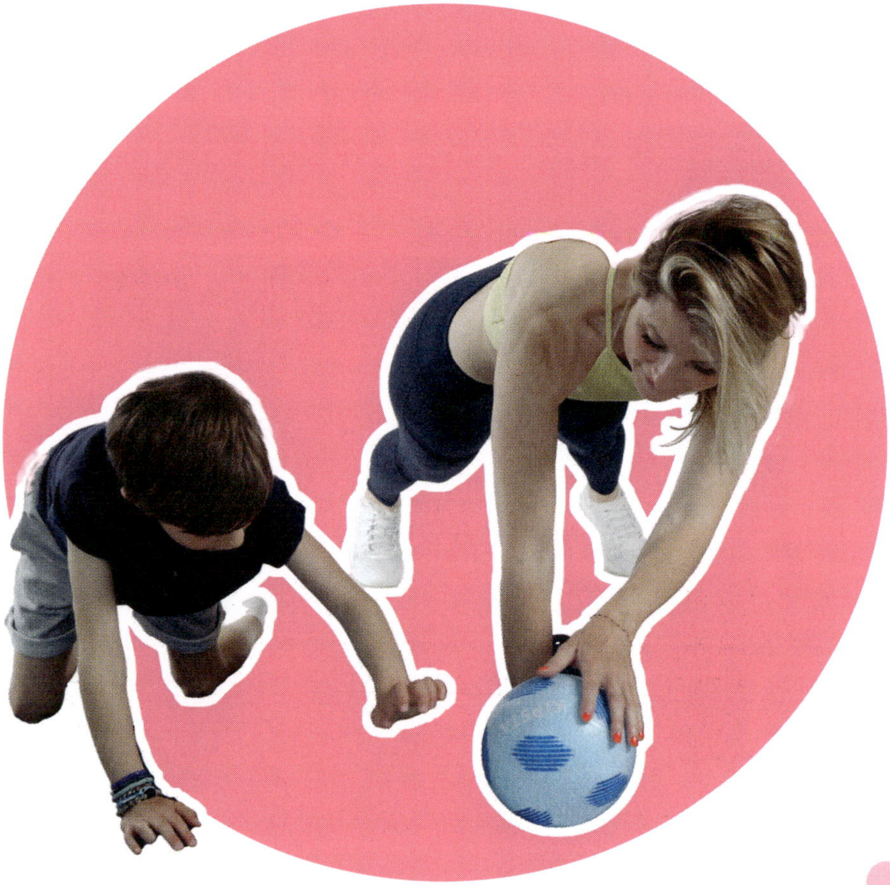

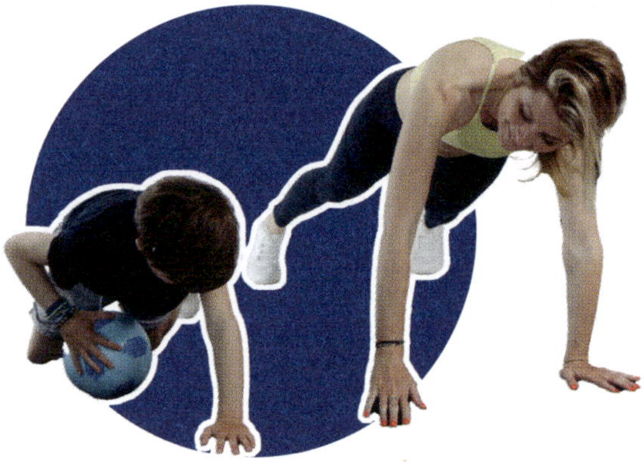

Mon conseil

Cette variante d'un exercice déjà vu dans le premier training (page 88) fait travailler les abdominaux en profondeur et bien les côtés.

4.

Cette fois, placez-vous face à face. Lancez-vous la balle puis faites trois pas chassés sur un côté (le même pour tous les deux !) et relancez-vous la balle et faites trois pas chassés de l'autre côté.

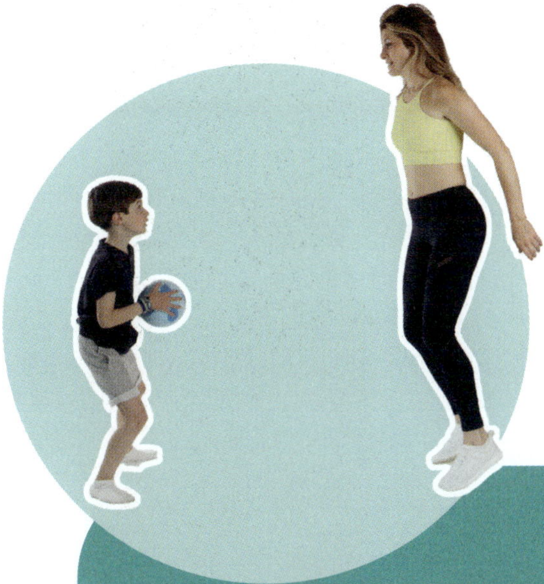

Mon conseil

Pour vous aider, dites à voix haute : pas chassé, pas chassé, pas chassé, lance !, ou 1, 2, 3, lance !

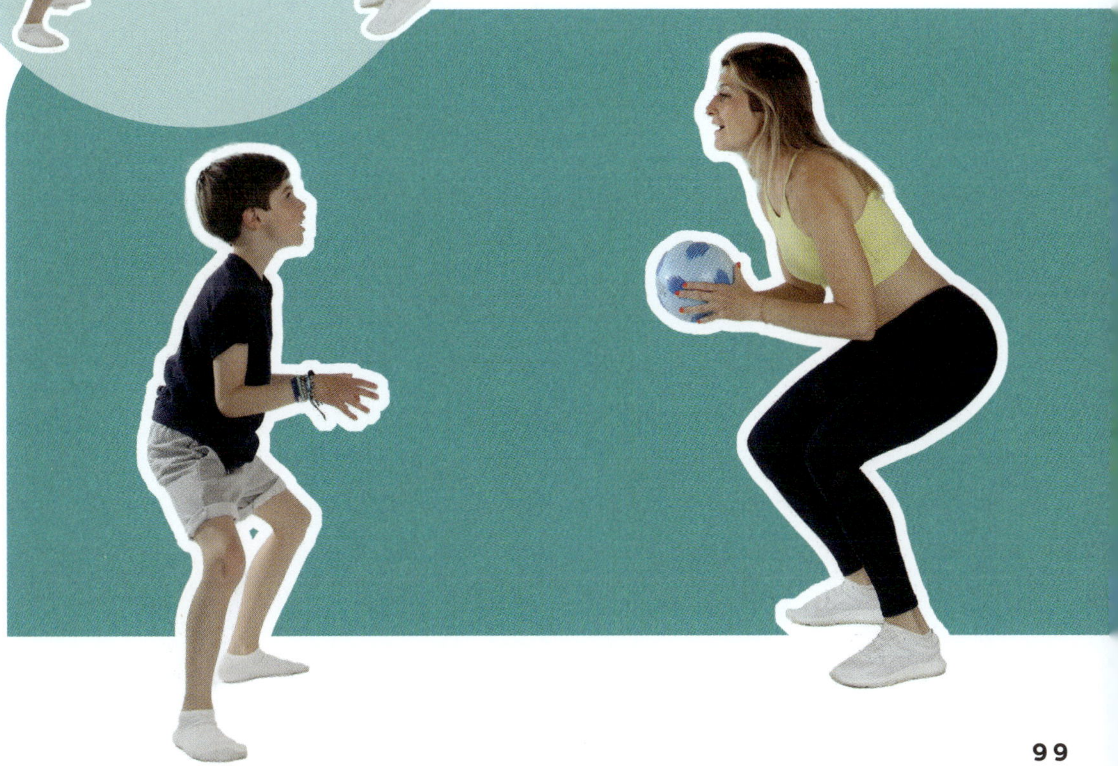

7

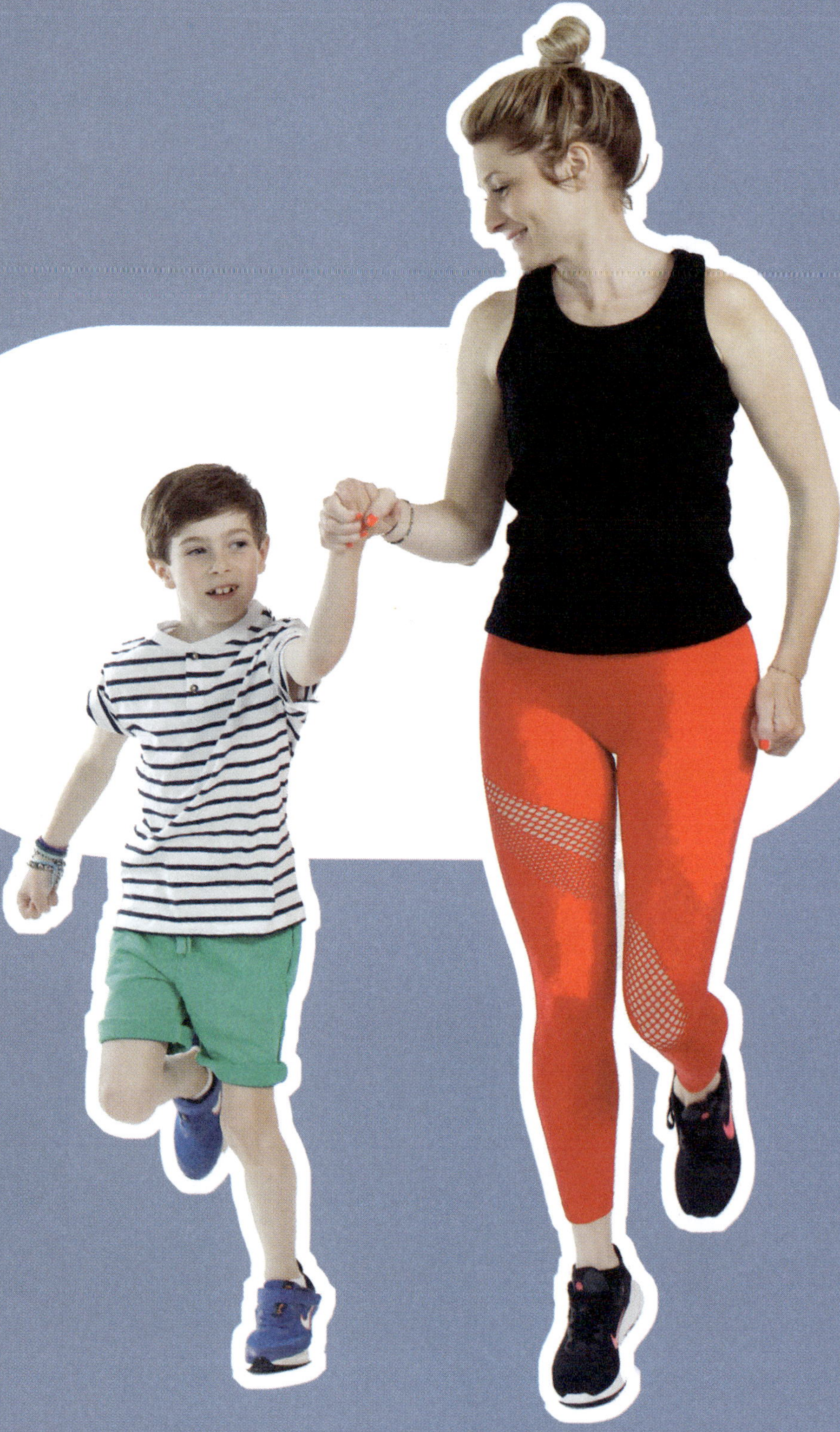

Le cardio training

Un petit training pour faire monter la température, ensemble ! Pour ça, échauffez-vous bien et mettez sa playlist préférée (un bon moyen de découvrir ce qu'il aime et de le motiver, « car il va y avoir du sport » !). Répétez chaque exo une dizaine de fois (ou jusqu'à ce que votre enfant s'en lasse). C'est partiii !

Pourquoi c'est bon pour mon enfant ?

Votre enfant ne tient pas en place ? Si on lui branchait un calculateur de pas, il aurait un meilleur chiffre que celui qui s'affiche sur le vôtre ? Pas étonnant avec tous ces allers-retours qu'il fait dans la maison. Ou au contraire, vous trouvez qu'il passe de plus en plus de temps assis sur le canapé, que dis-je, avachi et courbé sur son téléphone ou sa tablette ?

Dans tous les cas, l'excès d'énergie des enfants (oui, même pour ceux qui semblent apathiques) doit être canalisé. Et leur sédentarité contrée. Pour ça, rien de mieux que le cardio !

Le cardio, rappelez-vous (sinon, voir page 13), c'est entraîner son système cardiovasculaire, son cœur, ses artères et ses veines qui font circuler le sang à l'intérieur de notre corps et acheminent l'oxygène à nos organes. « Faire du cardio » favorise ainsi le bon développement psychomoteur, permet à l'enfant de se dépenser et d'éviter un surpoids. Il oxygène ses muscles et améliore sa capacité respiratoire et son endurance. En plus de faire transpirer, il libère des endorphines, ces hormones qui procurent une sensation de bien-être dans notre corps mais aussi dans notre cerveau. C'est pour ça qu'on se sent bien après une séance de sport !

En plus du parcours qui suit, voici quelques idées supplémentaires faciles à mettre en œuvre pour travailler son cardio :

- Inscrivez votre enfant à un cours de danse ou à un sport collectif qui le fera courir.
- Installez-lui un trampoline. Il devrait bien dormir le soir…
- Allez courir ensemble ou faire du vélo une vingtaine de minutes. Puis augmentez la durée. Vous pouvez aussi marcher de façon tonique et rapide.
- Nagez : faites des couloirs de nage parallèles sans vous arrêter, avec le chrono de la piscine !
- Plus généralement, ajoutez un chrono à vos séances !
- Installez des parcours rigolos chez vous (voir page 143).
- Proposez à votre enfant de faire ensemble quelques fentes, squats ou jumping jack (voir page 75) !
- Courez sur place et faites de belles montées de genoux !
- Faites des mountain climber (voir page 75), ultra-cardio et bon pour les abdos !

1.

On commence par une petite course sur place de 30 secondes à 1 minute, talon/fesse.

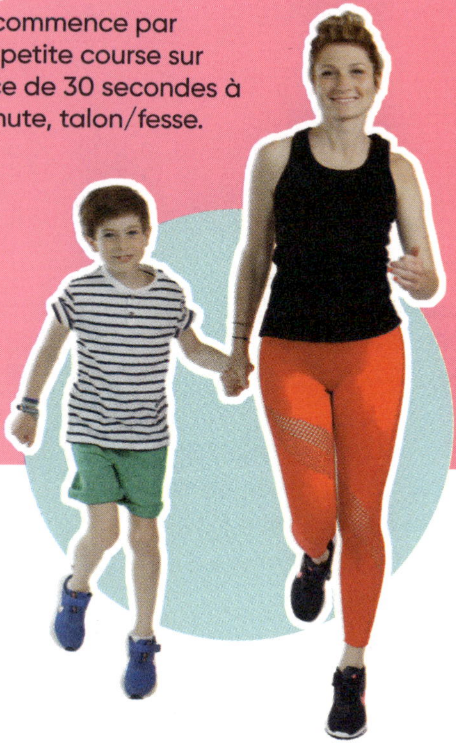

2.

Puis on monte chaque genou à la hauteur de la poitrine pendant 30 secondes à 1 minute.

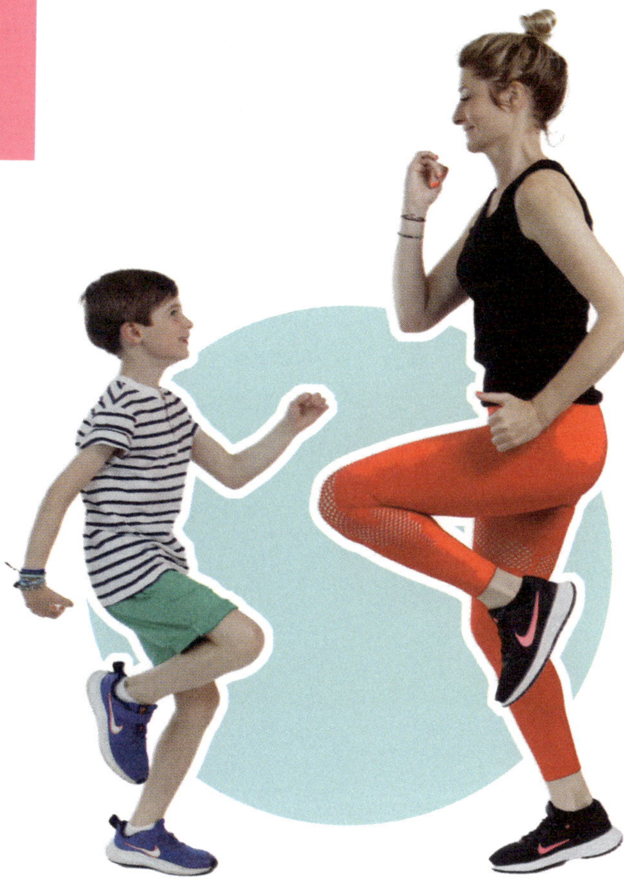

On monte bien les genoux devant !

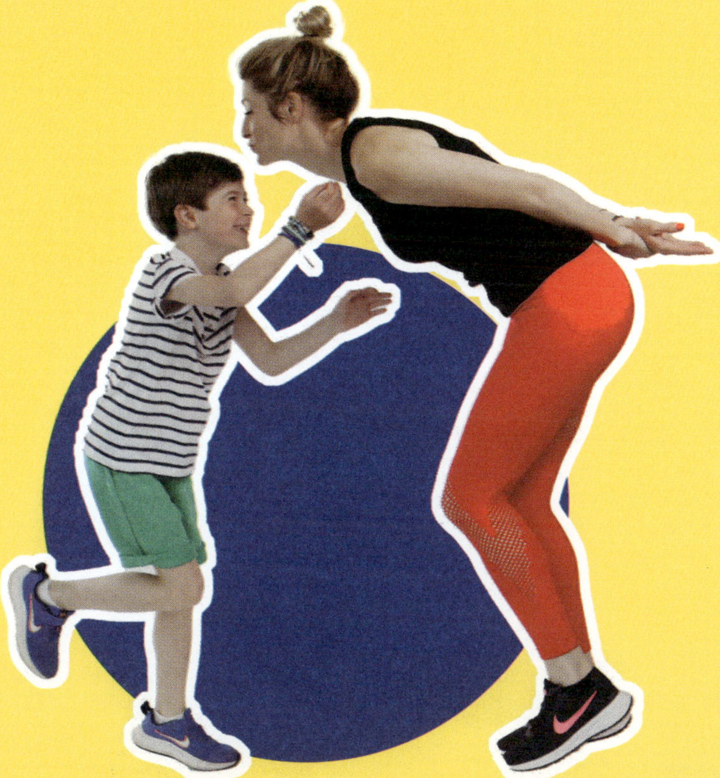

Et hop un petit bisou en prime ! Je vous le répète : on fait du sport s'en y penser en s'amusant.

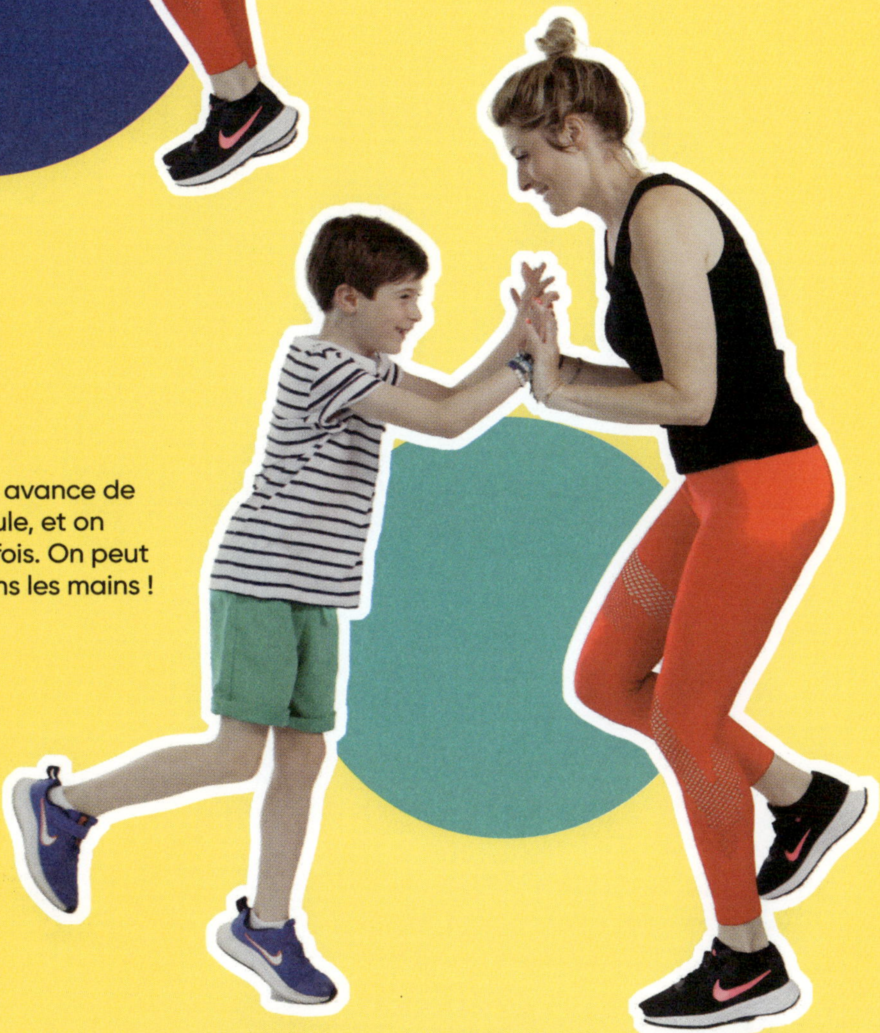

3.

Toujours en courant, on avance de quelques pas et on recule, et on recommence plusieurs fois. On peut essayer de se taper dans les mains !

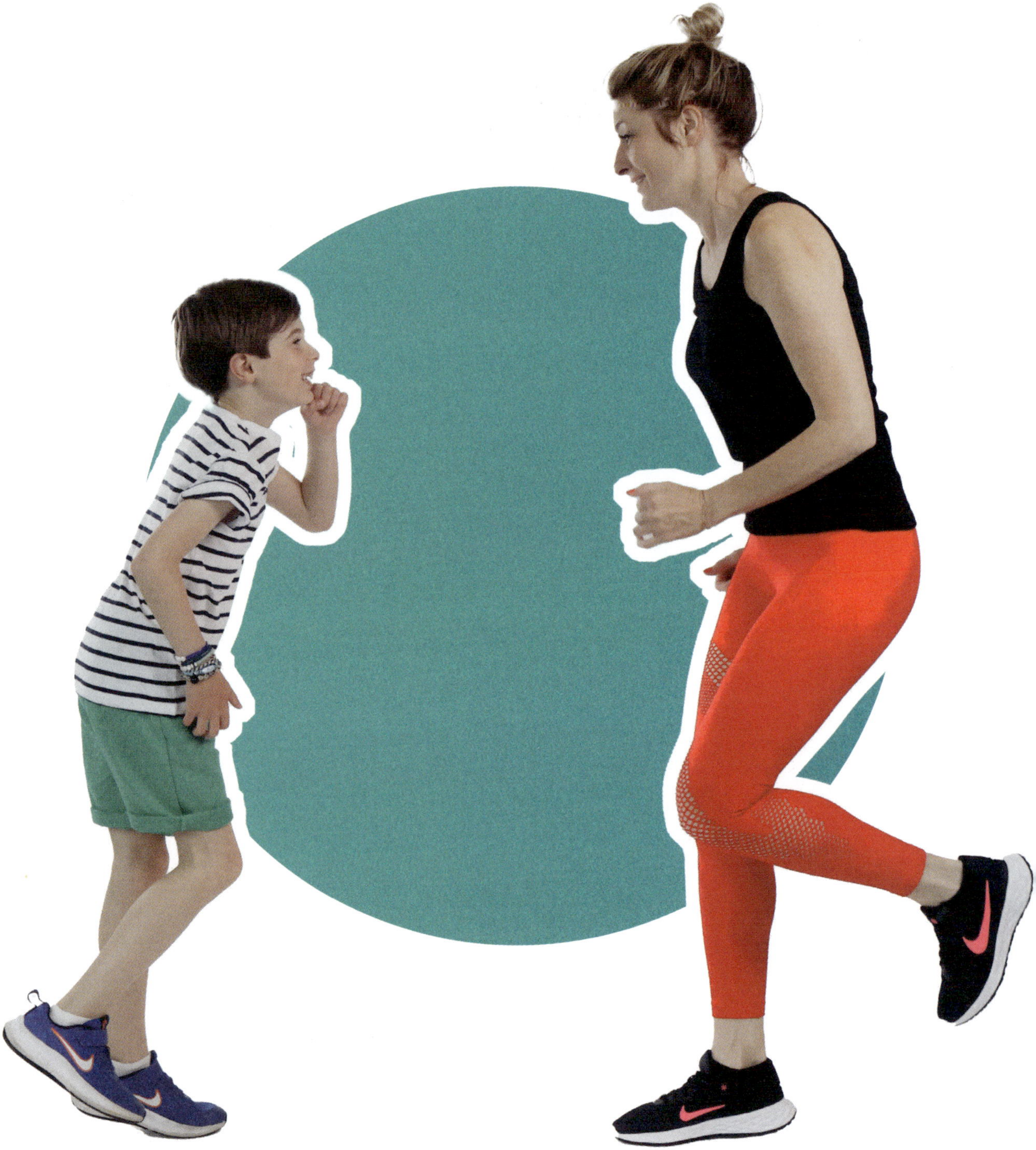

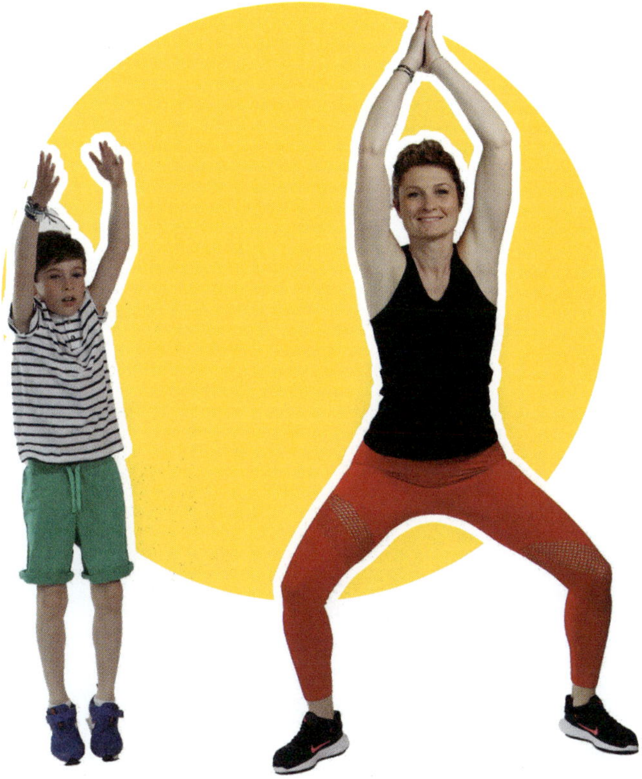

4.

Maintenant, debout et pieds joints, on saute pour ouvrir les jambes et on referme. On fait des jumping jacks. On ouvre, on ferme, encore et encore !

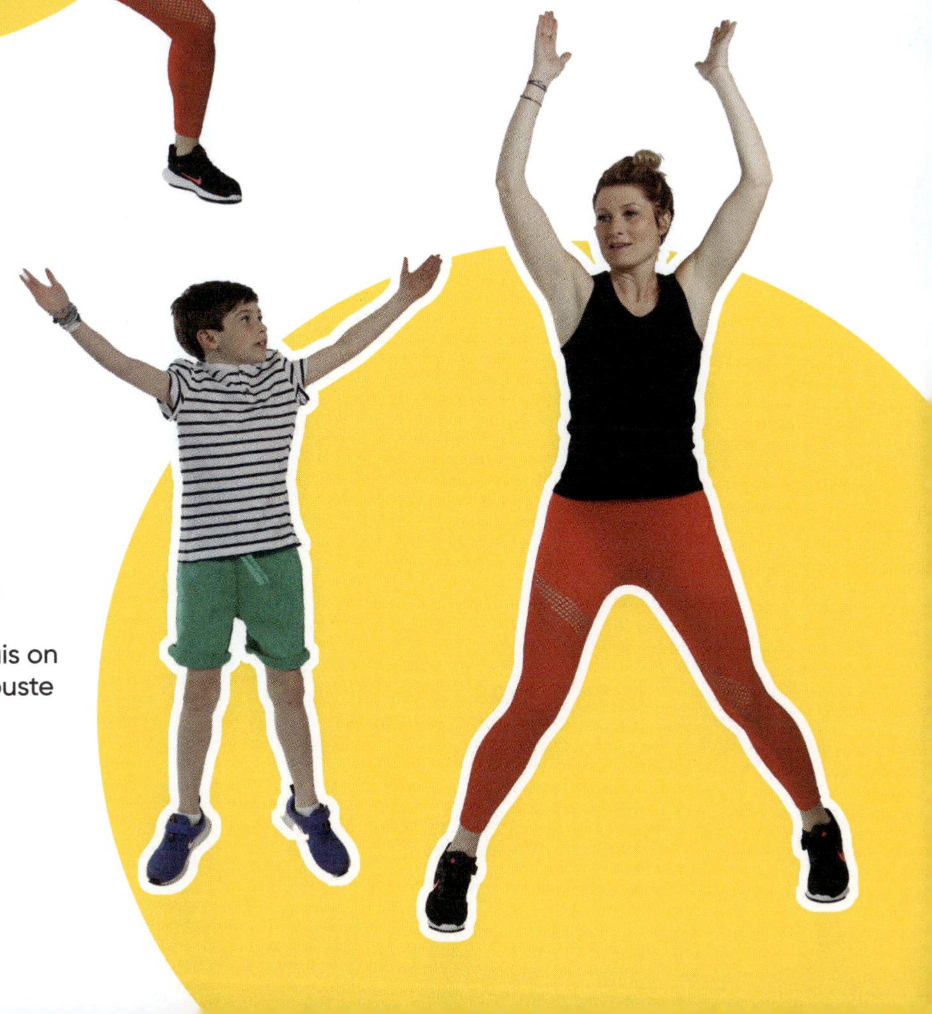

5.

Après quelques répétitions, on ouvre les jambes : on tape les mains au-dessus de la tête puis on les ramène collées devant le buste quand on referme.

6.

On enchaîne avec une course « tambour » : on court sur place en martelant un tambour imaginaire : pam-pam-pam-pam-pam, font les bras !

Allez, on tape sur son tambour de plus en plus rapidement !

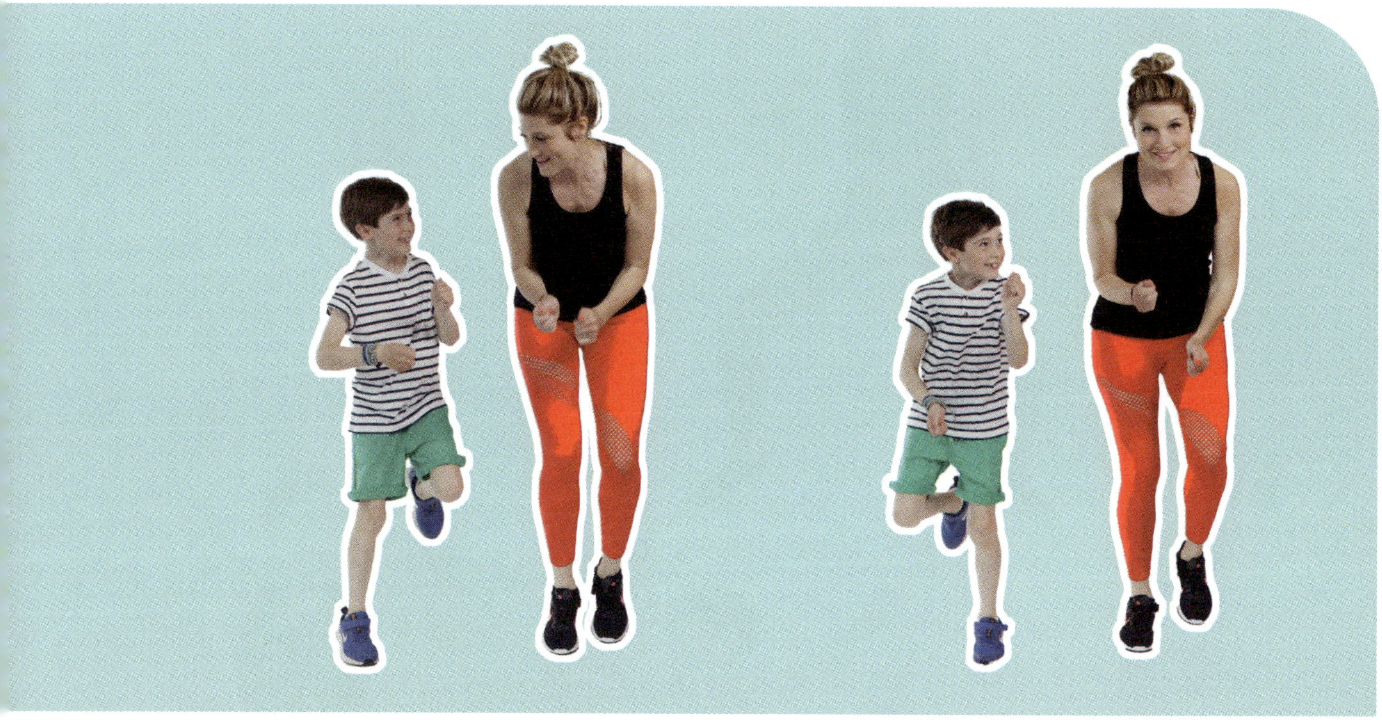

7.

On marche à nouveau et on souffle !

8.

Toujours en marchant, on ouvre les jambes à la largeur du bassin, les pieds parallèles – attention, on n'ouvre pas les pieds en canard ! On fait ce qu'on appelle un squat fermé. Prêts ?

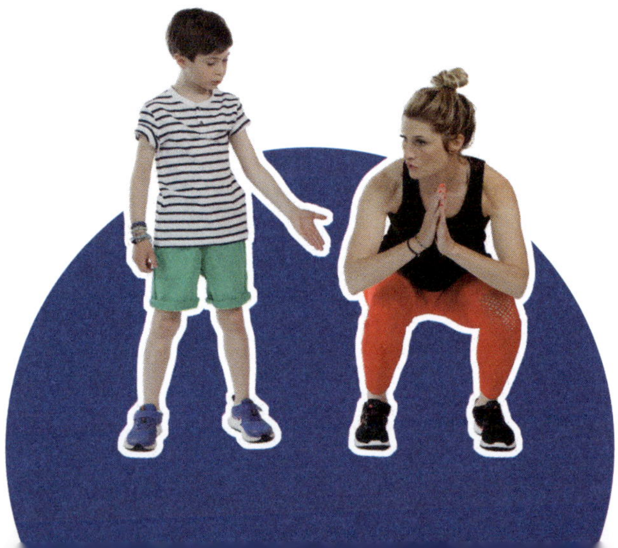

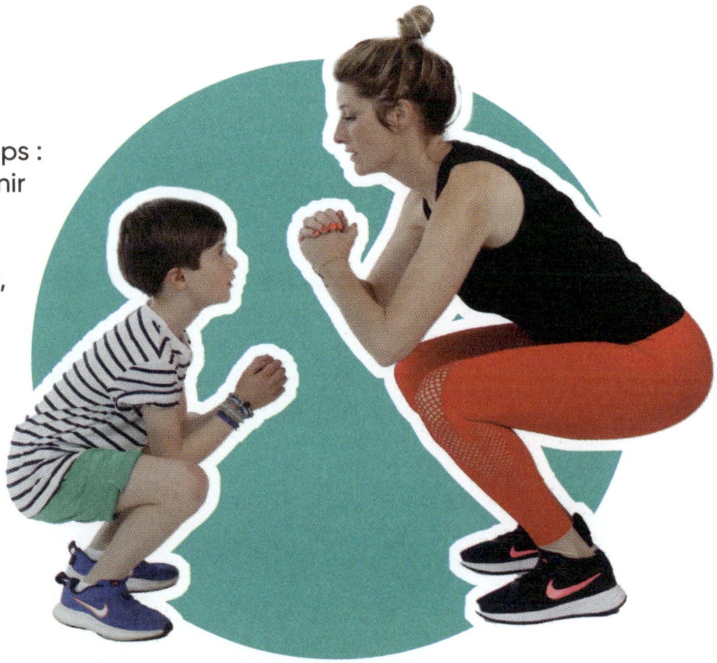

9.

On descend sur trois temps : un, deux, trois jusqu'à venir en squat, les fesses bien en arrière, et on remonte sur trois temps : un, deux, trois. Comme si on allait s'asseoir sur une chaise, sans décoller les talons. Et on recommence !

On inspire en bas et expire en haut en serrant les fessiers.

En haut… et en bas !

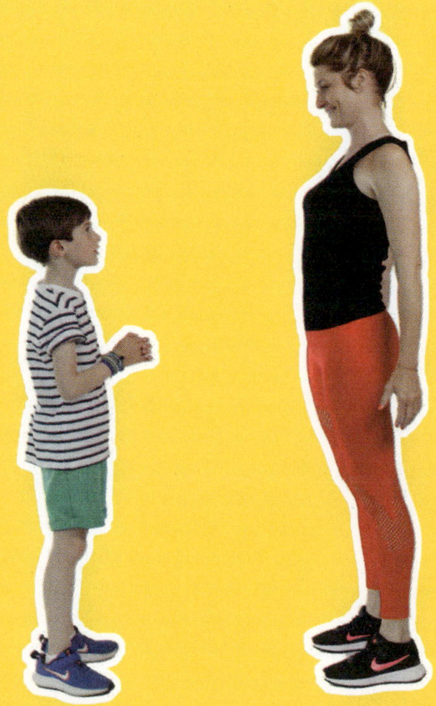

10.

Même chose, cette fois en un temps.
Aidez-vous du balancier des bras.

11.

Puis on reste en bas et on fait des petits squats, petits, petits… Et on relâche !

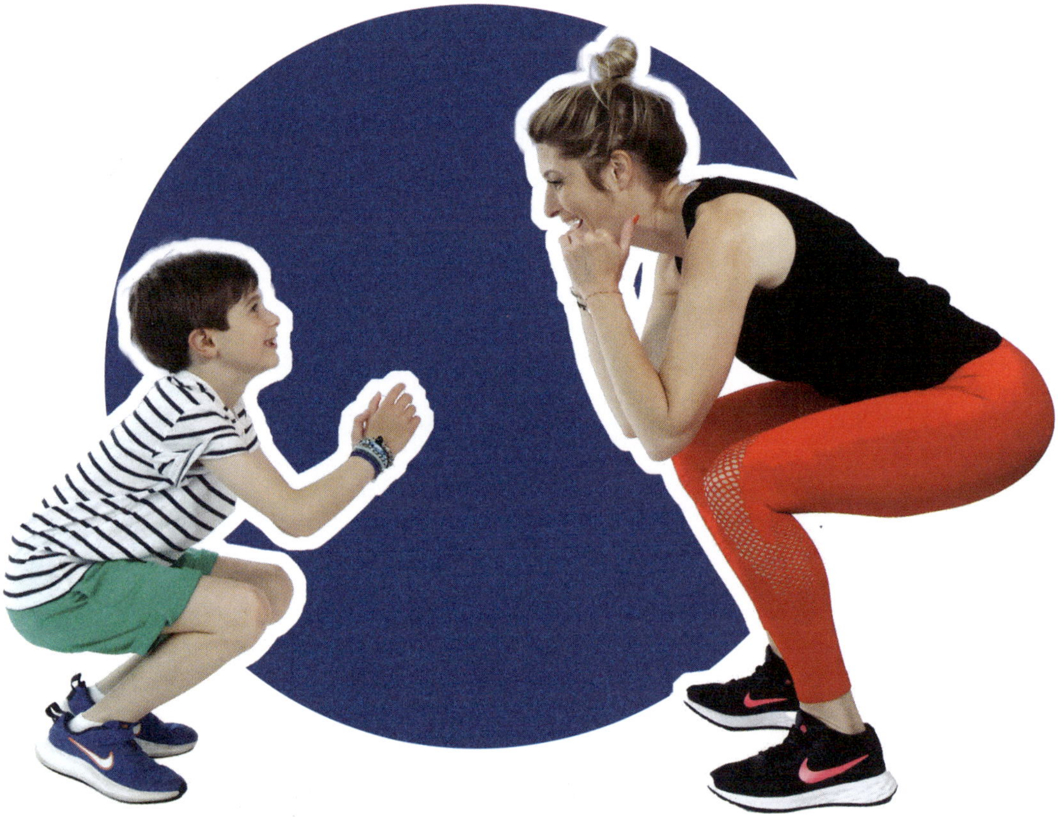

Mon conseil

Depuis le début, on travaille le cardio, les cuisses et les fessiers.
Attention à garder le dos droit (comme si on allait s'asseoir sur une chaise loin derrière) et les pieds parallèles, les talons collés au sol, pas en canard. Si les enfants n'arrivent pas à mettre les jambes parallèles, ils peuvent ouvrir les pieds, c'est parfois plus facile pour eux d'être en ouverture.
Attention aussi, on ne fait pas l'autruche en plongeant la tête en avant ! On regarde devant soi.

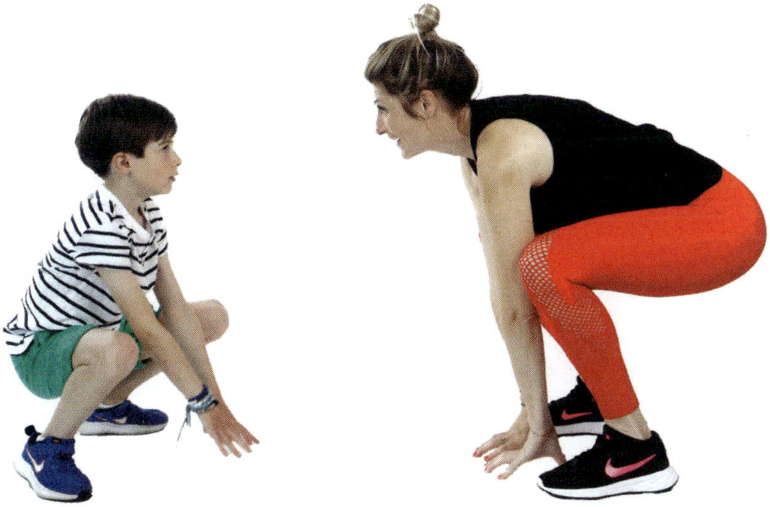

12.

Maintenant, on fait la même chose mais on va chercher le sol avec les mains.

13.

On remonte, les épaules en arrière.

Attention, on n'arrondit pas son dos ! Et on reste dynamique !

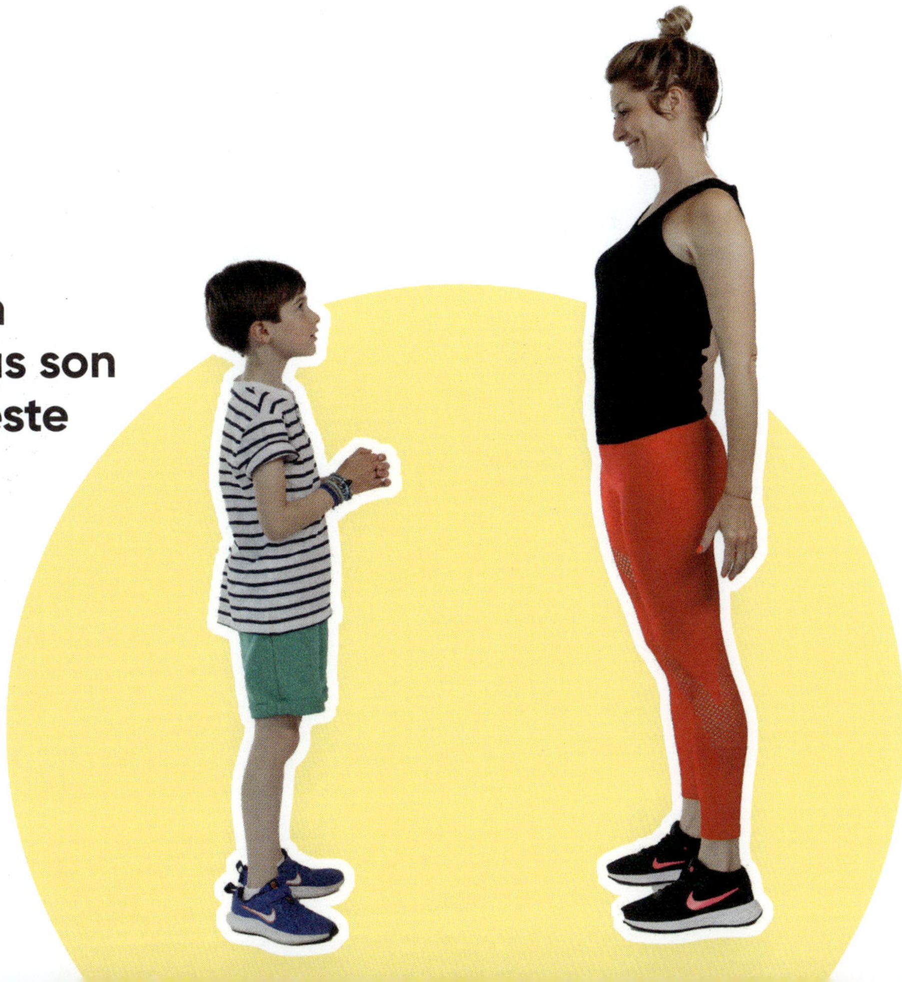

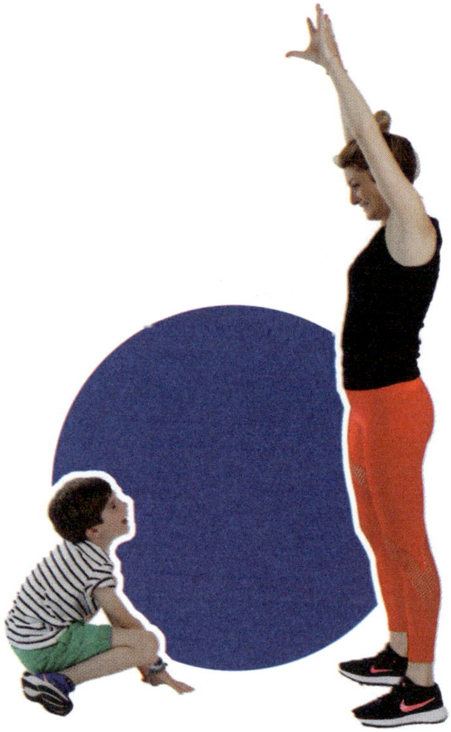

14.

Même chose mais cette fois, on monte les bras en l'air et on accélère le mouvement !

13.

Maintenant, on réalise sur place des ciseaux dynamiques en donnant de la force avec les bras. On peut mettre une musique plus rapide, monter le volume et même crier si on veut !

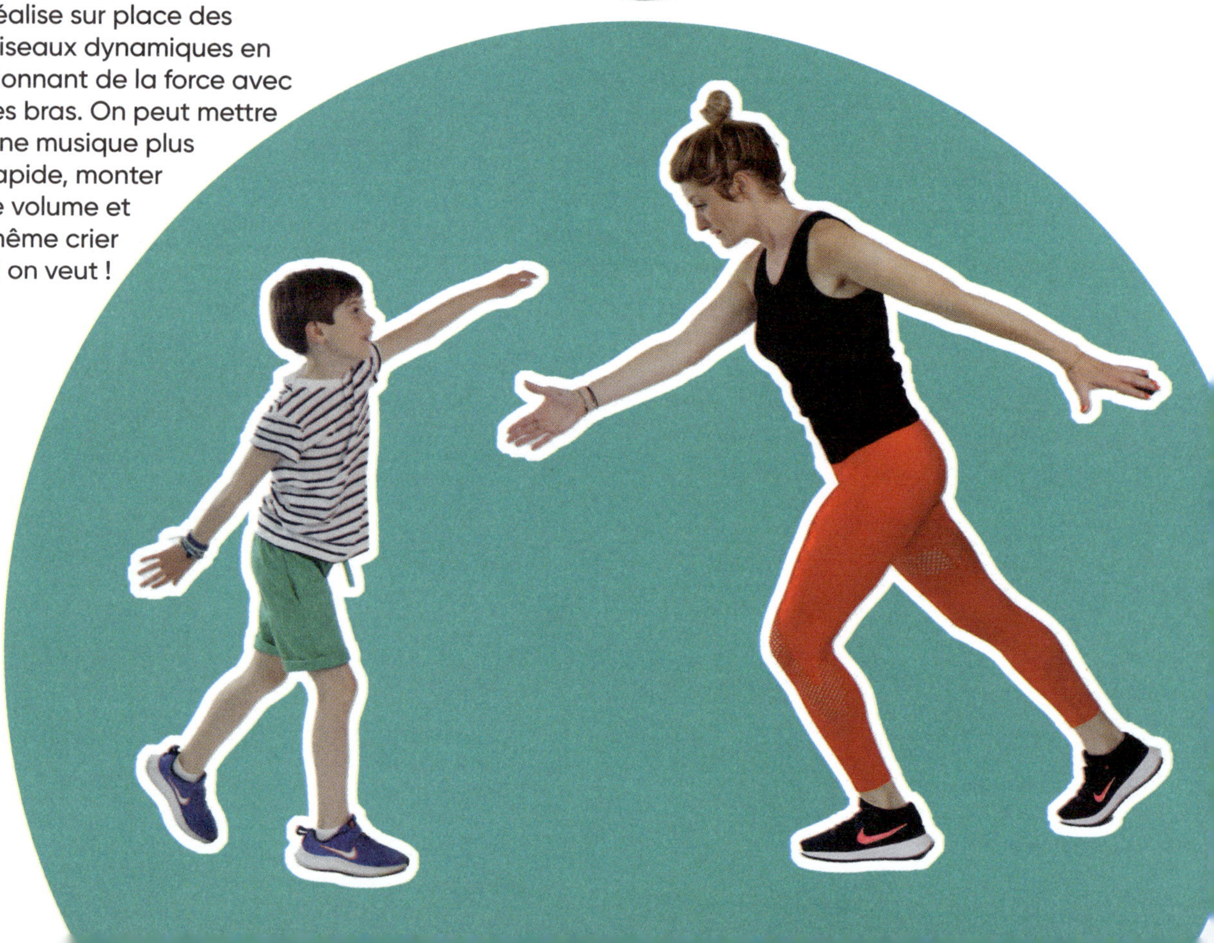

15.

Puis on passe sur une jambe et on saute sur un pied, toujours sur place. Hop, hop, hop, hop, hop ! Et on change de pied.

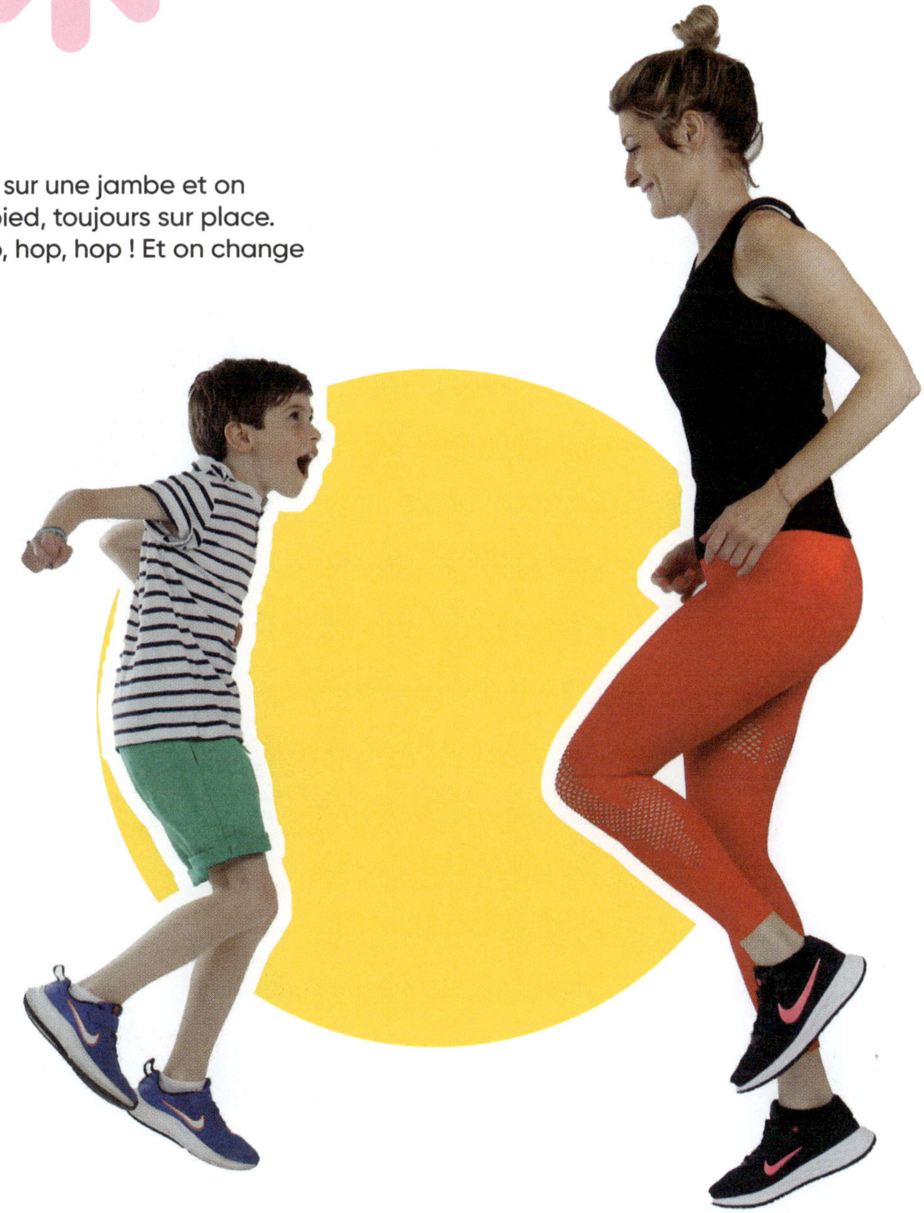

16.

Puis on saute en squat devant.
Et on recule, en sautant en squat.
Et on recommence. Plusieurs fois !

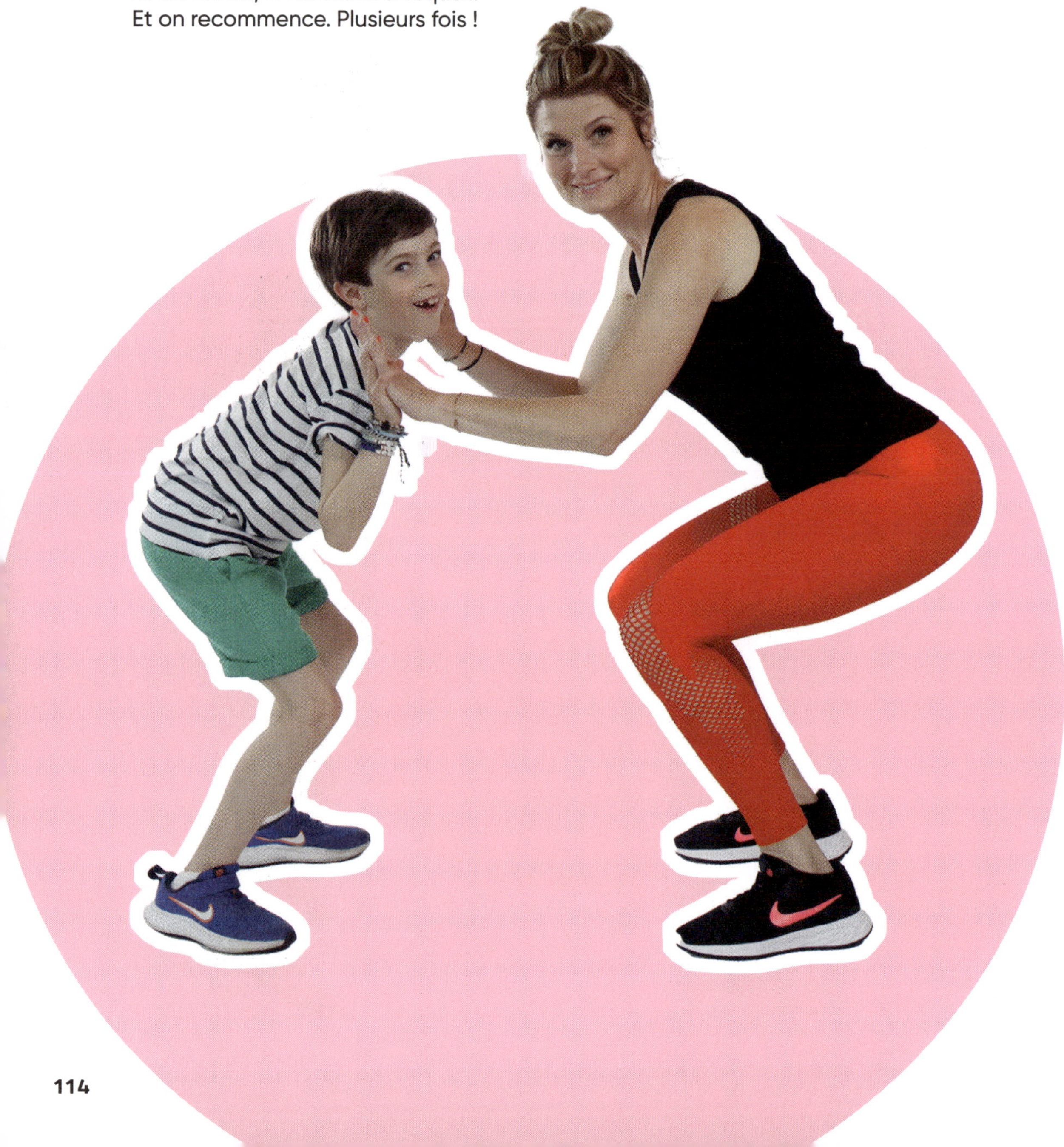

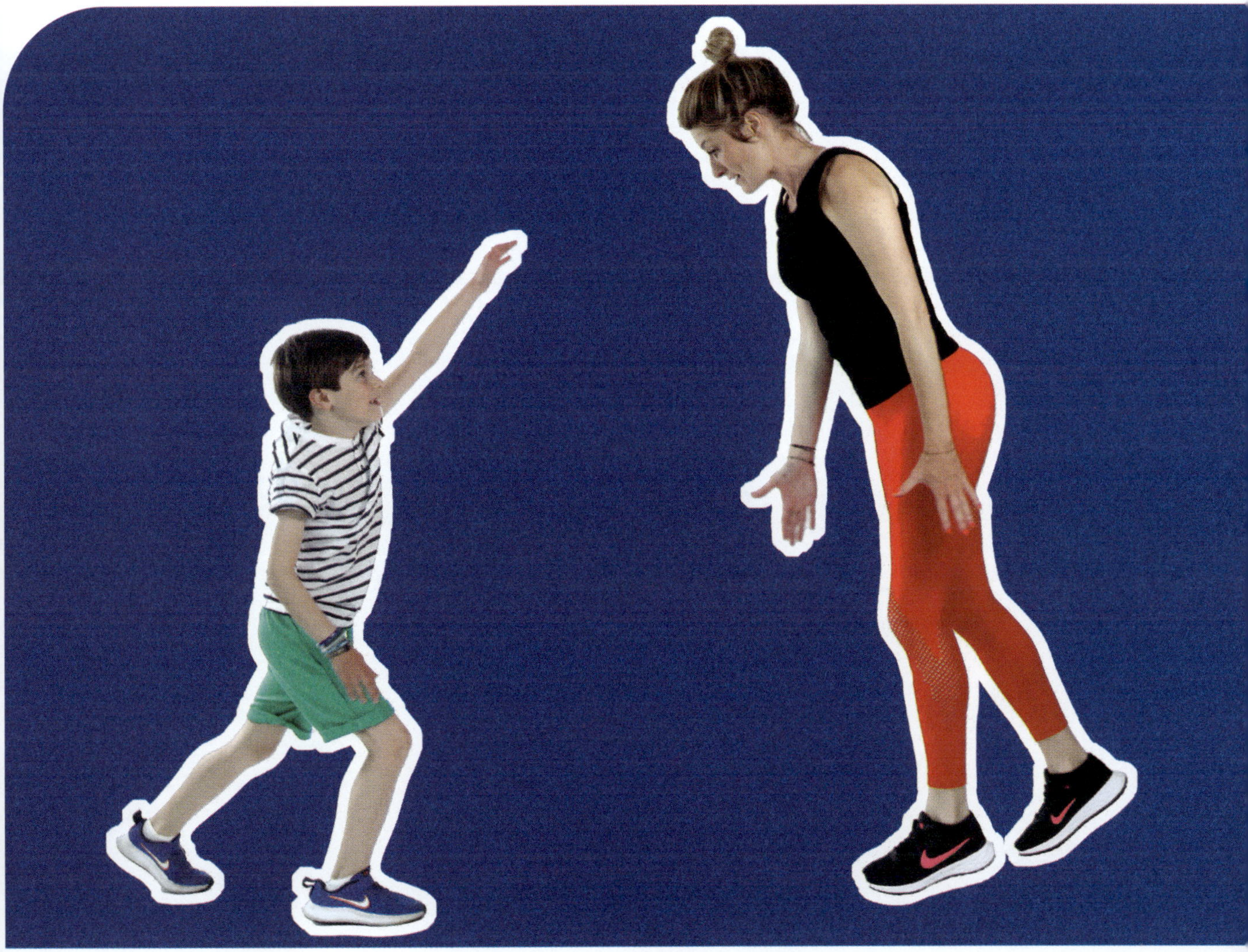

17.

Pour terminer, on repasse en ciseaux…
et c'est fini !

Bravo ! On fait un check ?

8

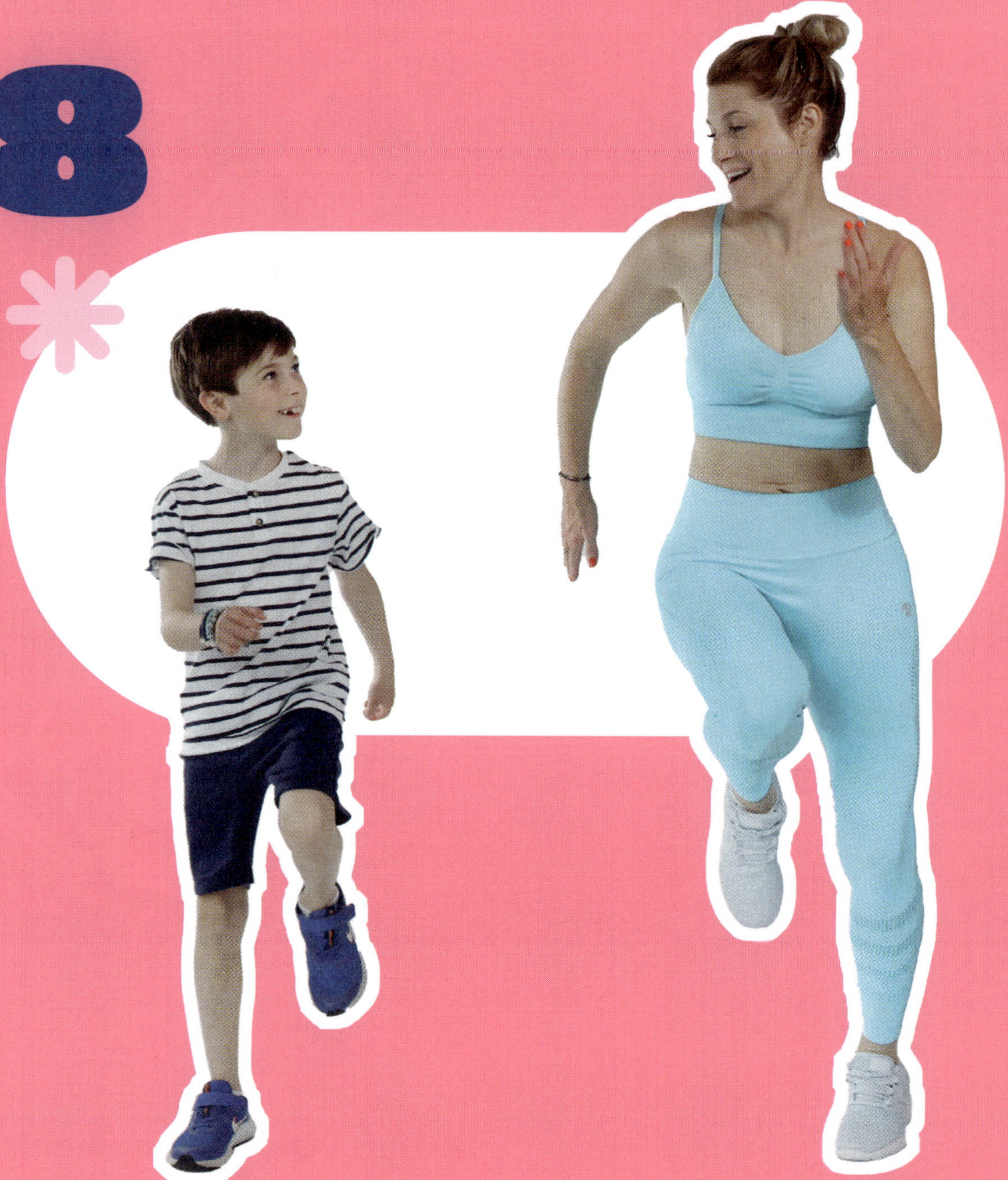

Le cardio training & renforcement

Un autre training pour se dépenser, toujours dans la joie et la bonne humeur, et renforcer cuisses, fessiers, abdos en faisant travailler son cœur ! Répétez une dizaine de fois chaque exercice. Et gardez bien le tempo, on fait du cardio !

Pourquoi c'est bon pour mon enfant ?

Quand on parle de renforcement, on parle de renforcement musculaire. Primordial pour les enfants, il permet de développer la tonification, les fibres et la force. Attention toutefois à tenir compte de leur âge et de leur condition physique afin de ne pas fragiliser leurs tissus, tendons et articulations en pleine croissance (voir page 32).

Ainsi, n'utilisez pas de poids avant la puberté », attendez l'adolescence. Si vraiment vous souhaitez ajouter une charge, préférez l'élastique.

Une fois ces précautions prises, faire du sport 1 heure par jour va permettre à votre enfant d'être en bonne santé, de développer une bonne posture et de renforcer sa force, sa résistance, ses muscles et ses os. Il aura aussi moins de mal à porter son lourd cartable en sixième !

En plus du parcours qui suit, voici quelques idées supplémentaires faciles à mettre en œuvre pour travailler son renforcement :

- Laissez-le grimper aux arbres !
- Inscrivez-le à un cours d'escalade ou de natation pour entraîner tout le corps.
- Et si vous alliez patiner ? Renforcement, mais aussi concentration et stabilité à la clé.
- Allez courir ensemble, idéal pour des muscles et des os solides.
- Allez faire un tour ensemble à vélo.
- Bricolez-lui des parcours avec des obstacles.
- Les sauts, les squats, les fentes, les pompes (voir page 126) et l'inaltérable Superman (voir page 129) sont de super exercices.
- Pour calmer votre enfant, faites-lui faire des étirements qui vont augmenter sa souplesse, ses muscles et réduire sa nervosité ou son stress.

1.

On commence par courir sur place 30 secondes à une minute et on finit par talon/fesse. On peut bien sûr aussi marcher si on préfère.

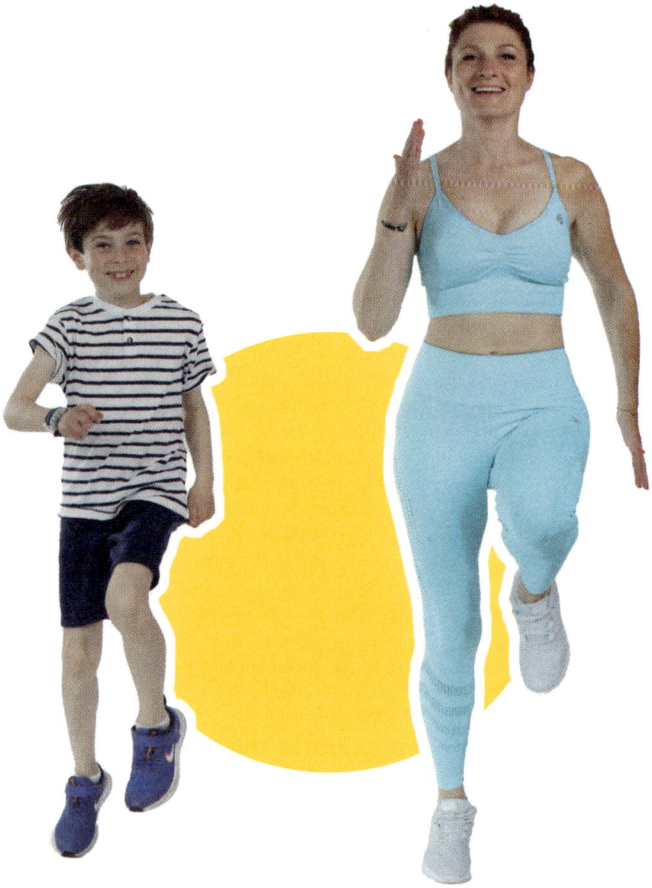

2.

Puis on monte les genoux à la poitrine pour solliciter les abdominaux.

3.

On reprend talon/fesse, cette fois en avançant puis en reculant. On peut enchaîner talons/fesses puis genoux/poitrines.

4.

On descend en squat fermé ou les pieds légèrement ouverts.

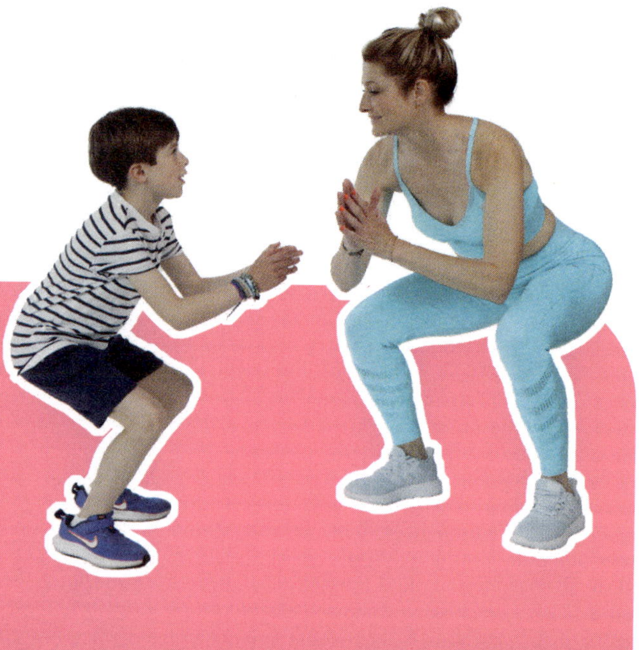

Et on remonte.
Et on recommence !

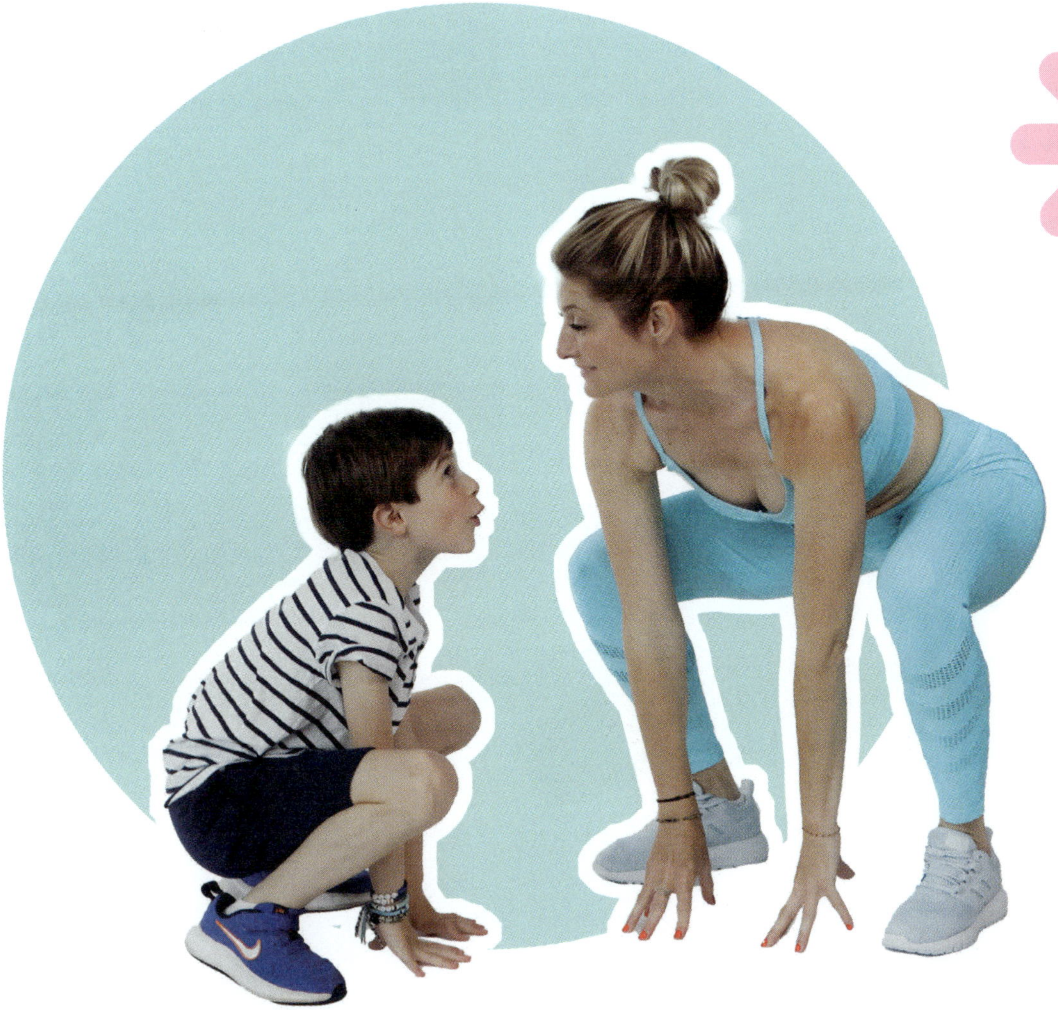

6.

Même chose mais cette fois en allant chercher le sol avec les mains et en remontant les mains au plafond.

7.

On fléchit pour descendre. Avec les mains, on va chercher le sol en avant jusqu'à venir en planche.

8.

Puis on revient en marchant en arrière pour revenir en position de squat puis debout. On vient de faire ce qu'on appelle un burpee.

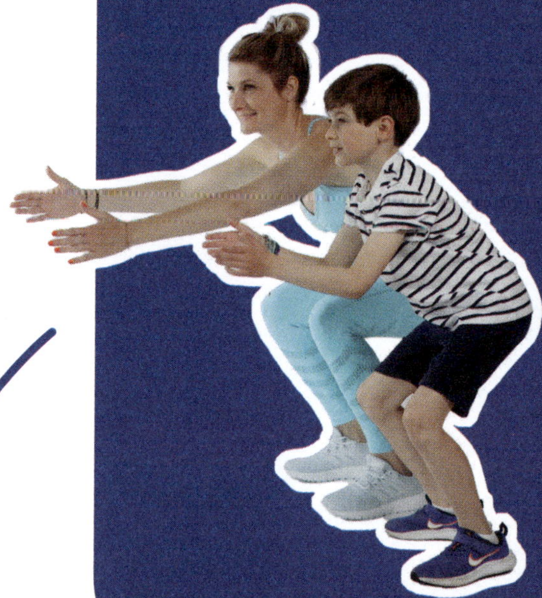

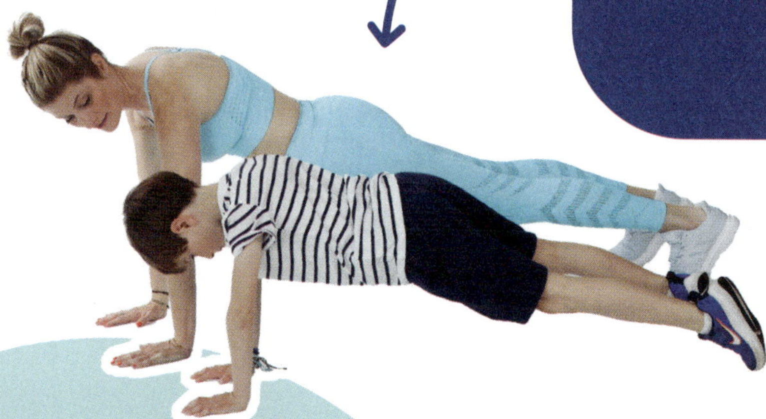

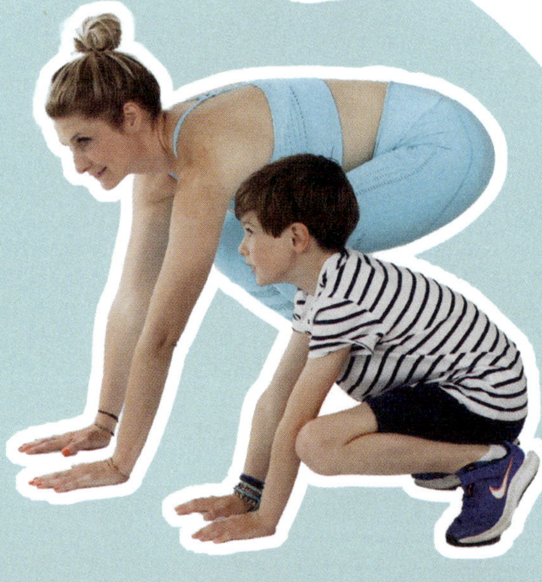

Variante

De la planche, on peut revenir en sautant. Et même sauter vers le plafond directement.

Si votre enfant n'a pas envie de faire l'exercice ce n'est pas grave, il peut courir ou sauter sur place du moment qu'il bouge.

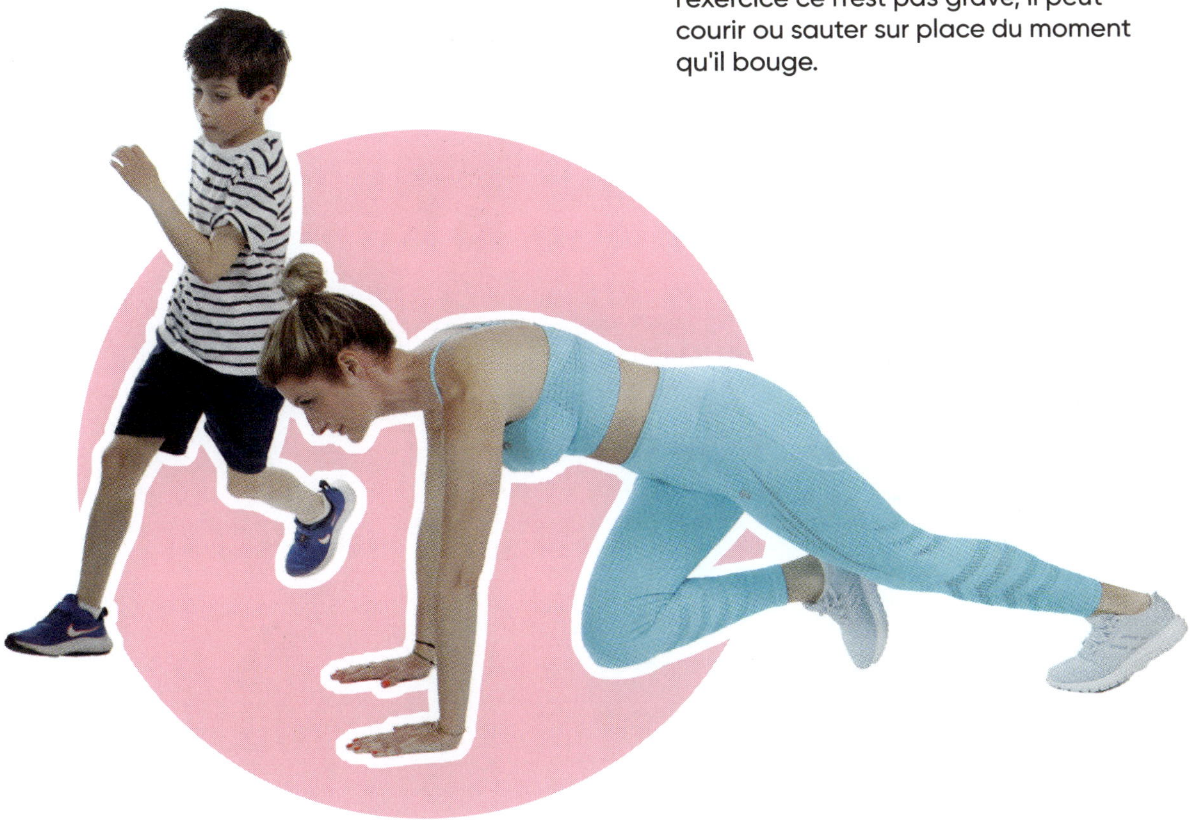

9.

On enchaîne avec l'exercice dit mountain climber, déjà vu page 75 : en planche, les mains sous les épaules, on plie une jambe pour monter le genou vers le coude, puis l'autre, en alternant. De plus en plus vite si possible ! On travaille bien ses abdominaux.

Mon conseil

Attention, ne montez pas les fesses et ne creusez pas le dos !

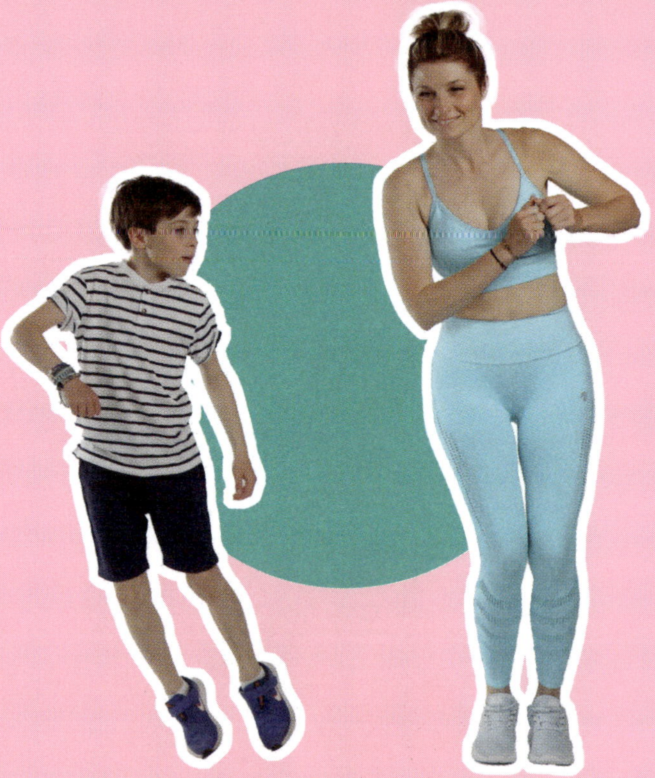

10.

Debout, les pieds joints, on saute rapidement d'un côté puis de l'autre, les bras fléchis au niveau de la poitrine.

11.

Puis on enchaîne avec des jumping jacks : on saute en ouvrant les bras et les jambes, et on referme. Et on tape dans les mains.

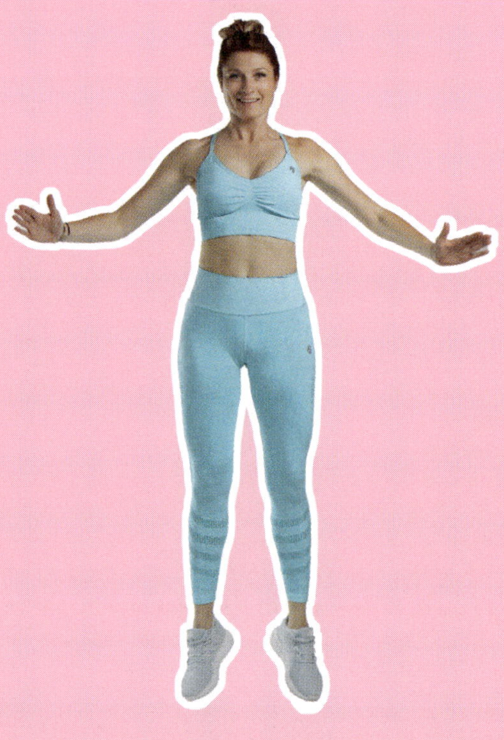

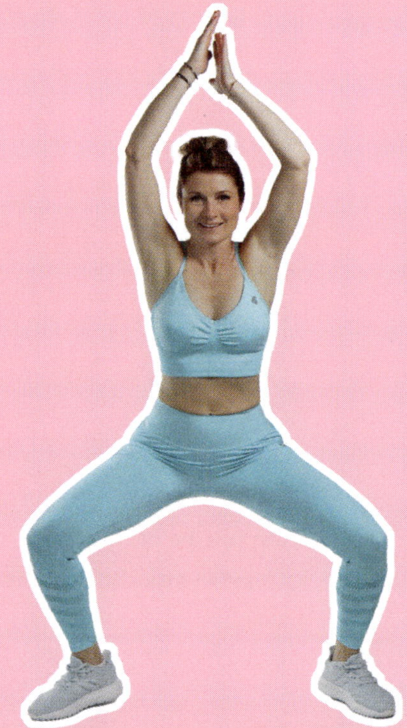

12.

On se met à présent face à face et en se tenant les mains. Descendez ensemble en squat et remontez en sautant.

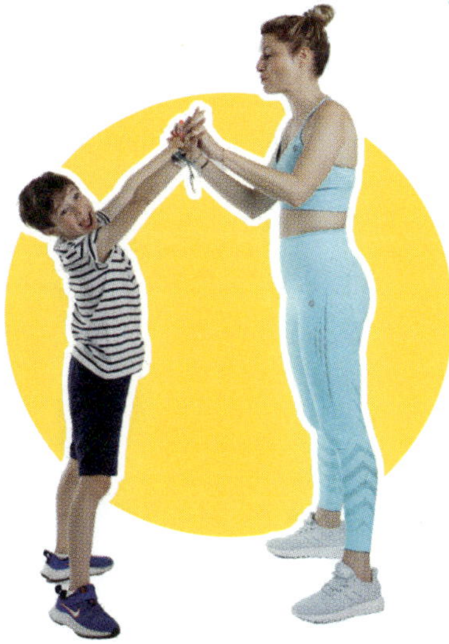

Votre enfant pourra avoir envie de faire à sa manière avec de belles grimaces en prime !

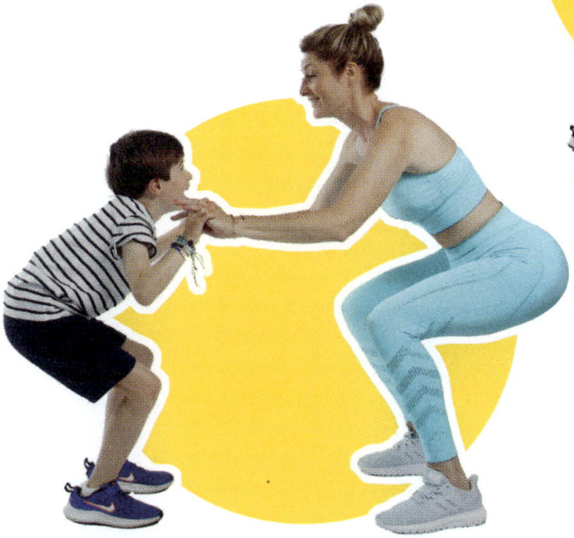

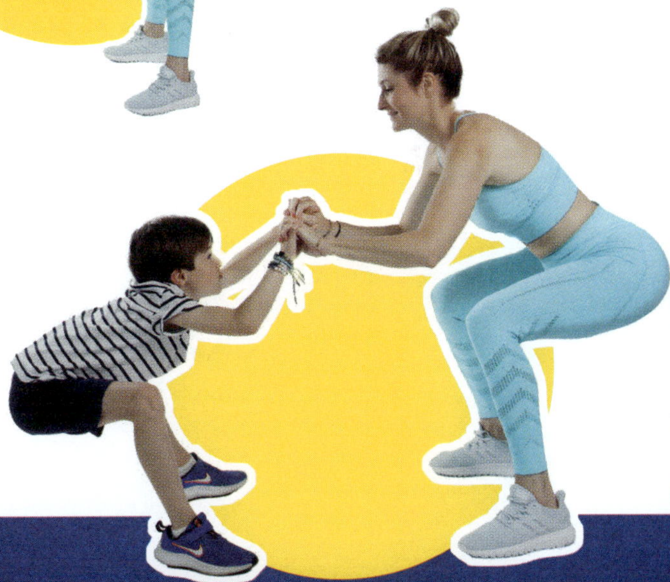

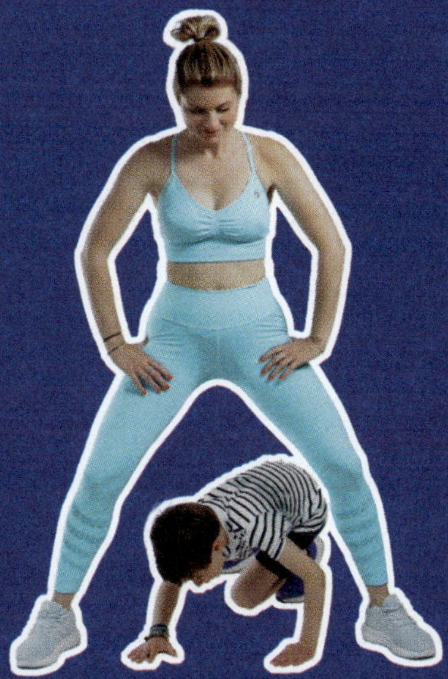

Variante

Faites un squat, votre enfant passe en dessous ! Remontez tandis qu'il fait le tour de la jambe et recommencez !

13.

On redescend un peu le cardio avec l'exercice du T : on marche en levant la jambe tendue puis l'autre, comme une majorette.

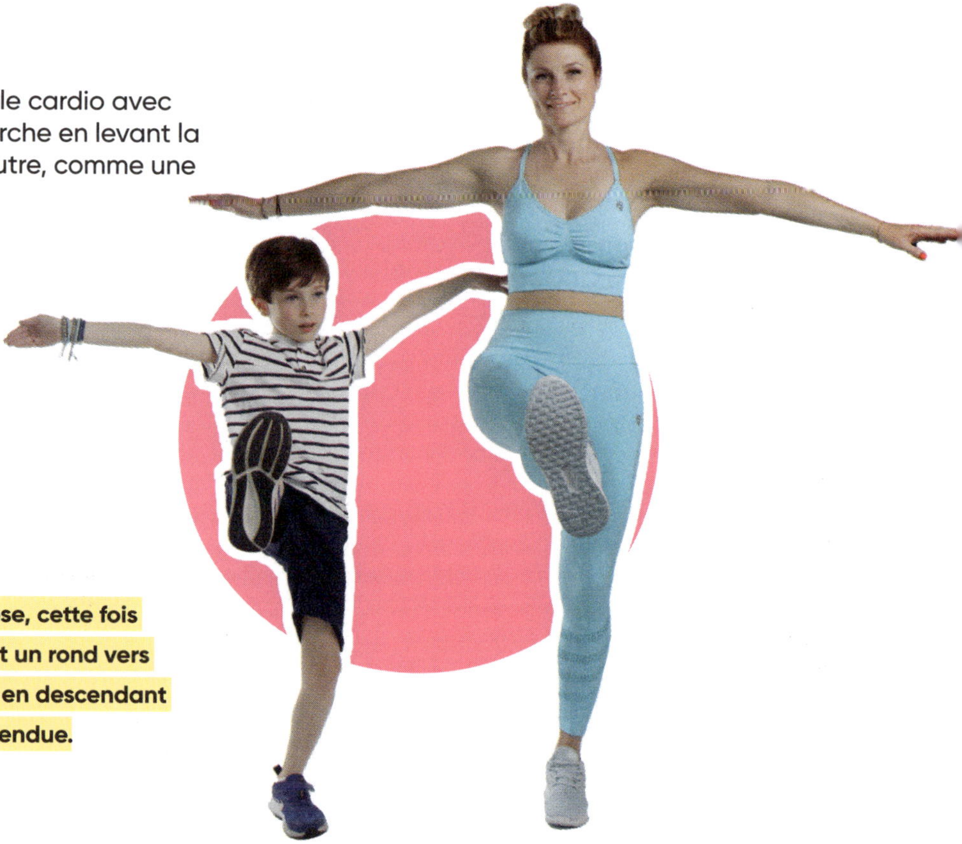

Variante

Même chose, cette fois en formant un rond vers l'extérieur en descendant la jambe tendue.

14.

Et on enchaîne avec des pompes. Venez en planche et descendez en ouvrant les bras vers l'extérieur pour solliciter tout le corps.

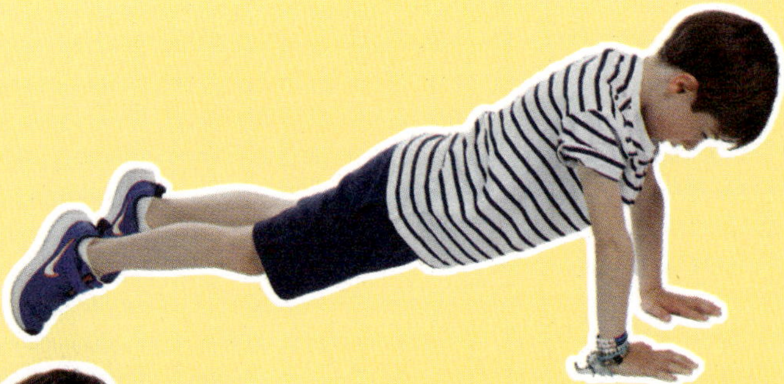

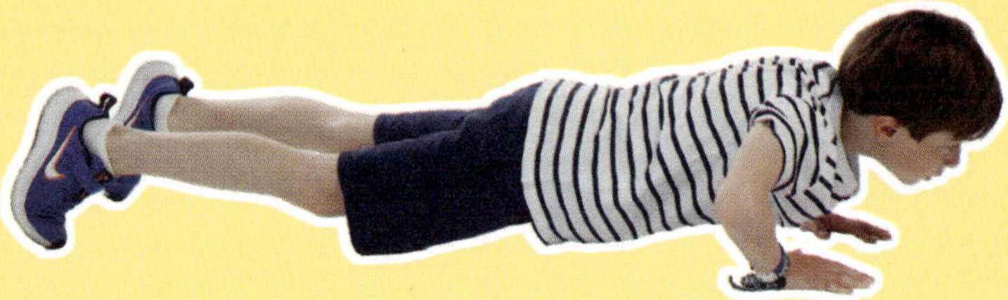

Mon conseil

Selon votre niveau, faites les pompes sur jambes tendues ou, plus facile, sur les genoux.

15.

On fait l'exercice de la chaise, « assis » sur une chaise imaginaire, le dos en appui contre un mur, les genoux à angle droit, au-dessus des pieds pour travailler les cuisses et les fessiers.

16.

Et dans cette position, on donne un coup droit devant avec le bras droit le poing fermé, puis bras gauche.
Si on travaille en musique, on suit le rythme pour donner des coups droits énergiques.

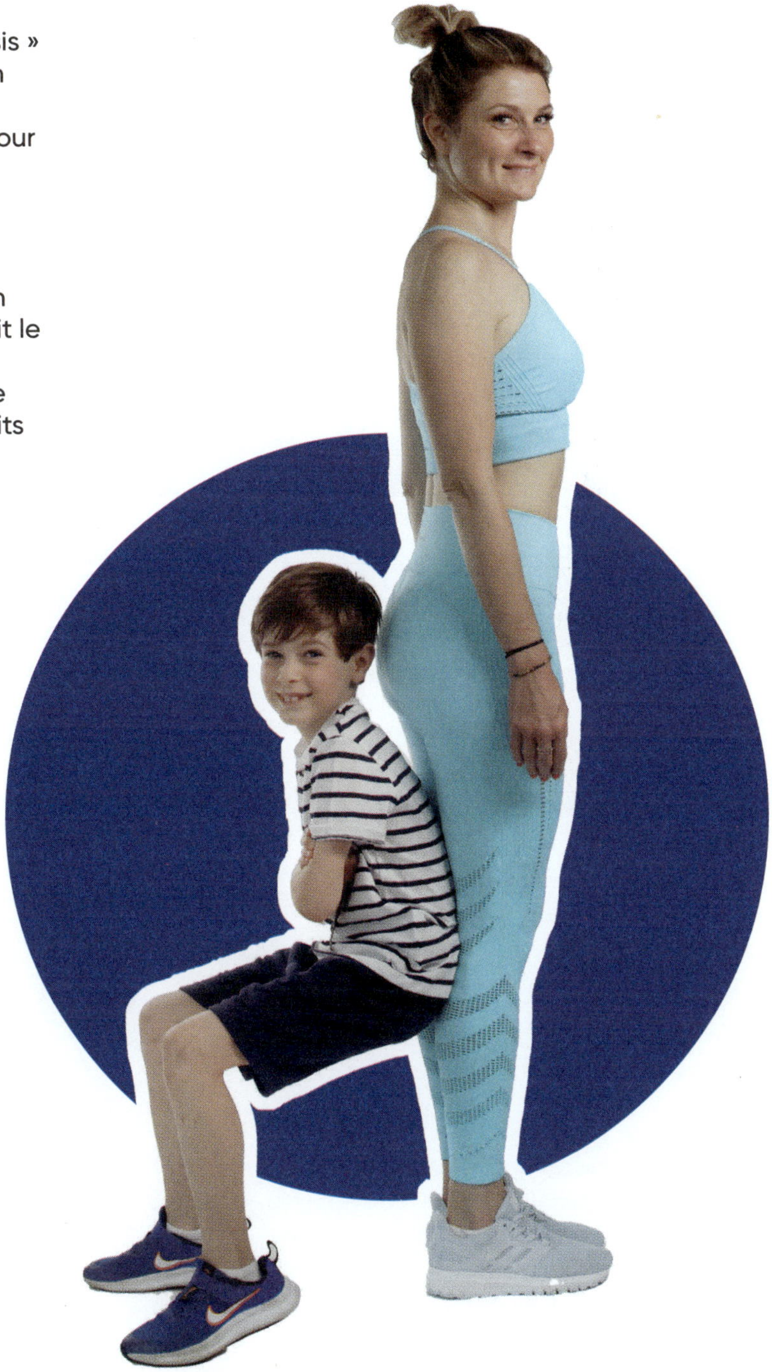

Variante

Votre enfant a du mal à tenir en chaise ? Demandez-lui de passer plusieurs fois sous votre « chaise » imaginaire !

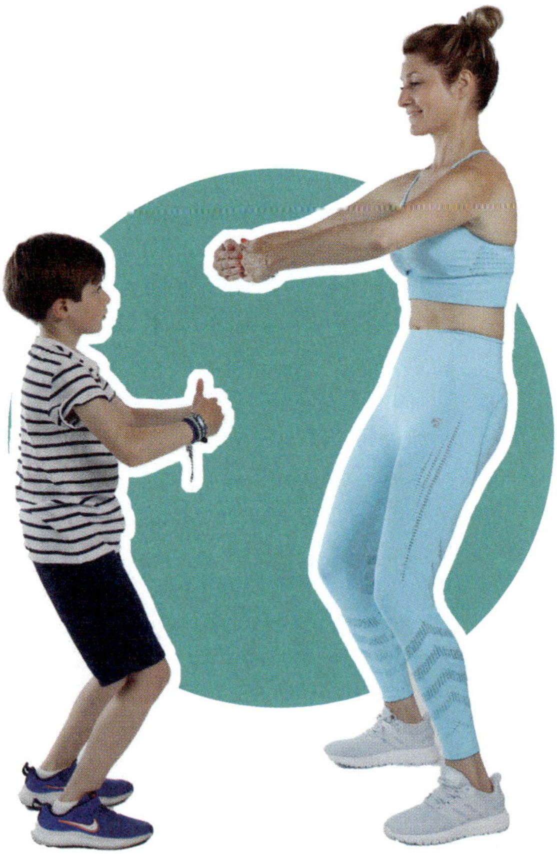

17.

Puis on fait l'arbre. Tout simplement, on forme un gros tronc avec ses bras, bien gainé partout. Vous devez forcer sur les bras, le ventre, les cuisses.

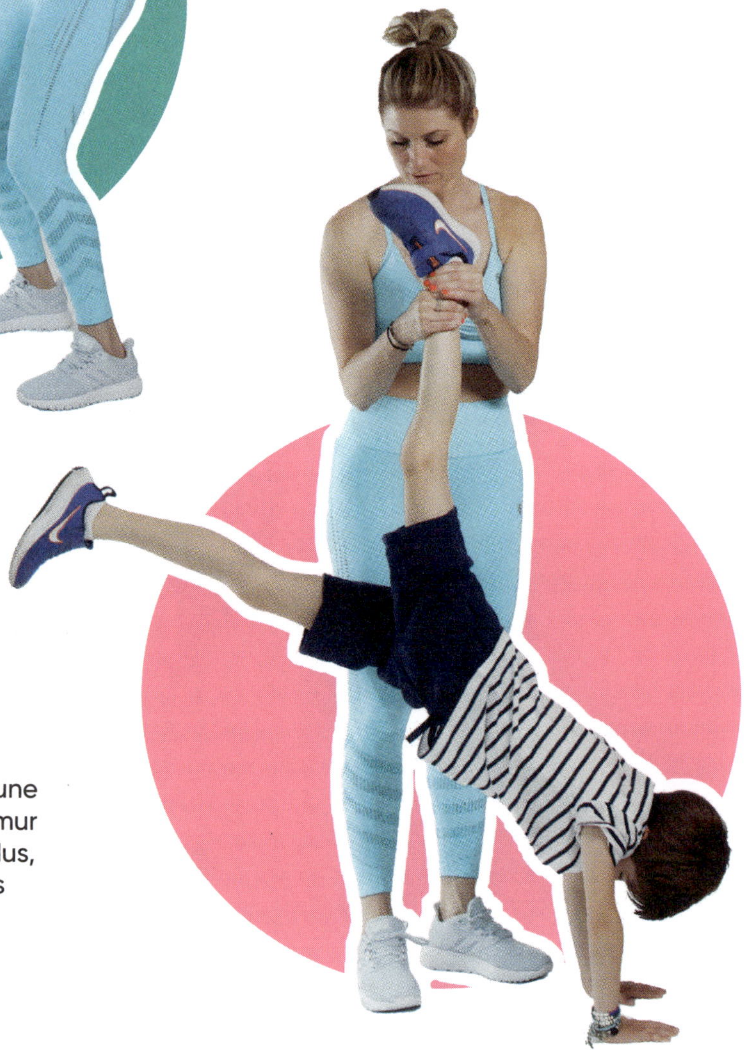

18.

On travaille l'équilibre avec une inversion. Éloignez-vous du mur et en appui sur les bras tendus, posez un pied sur le mur puis l'autre. Essayez de lever une jambe, puis l'autre...

Pour terminer, on fait Superman !
Parce que vous êtes des super héros !

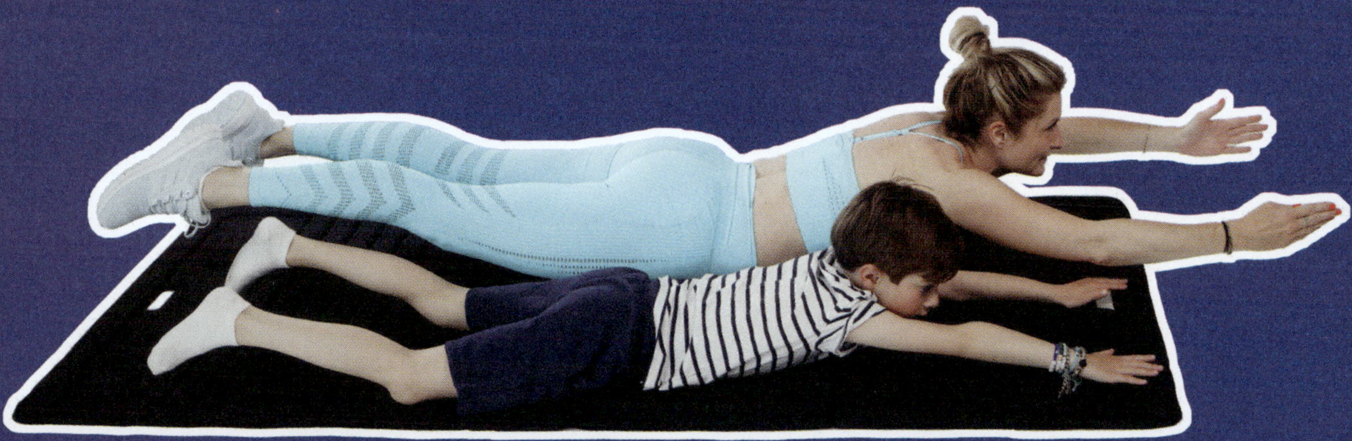

19.

Allongé sur le ventre, on décolle les bras et les jambes en même temps. Le dos est bien sollicité surtout les lombaires, le bas du dos. Sur un tapis, c'est plus confortable !

9

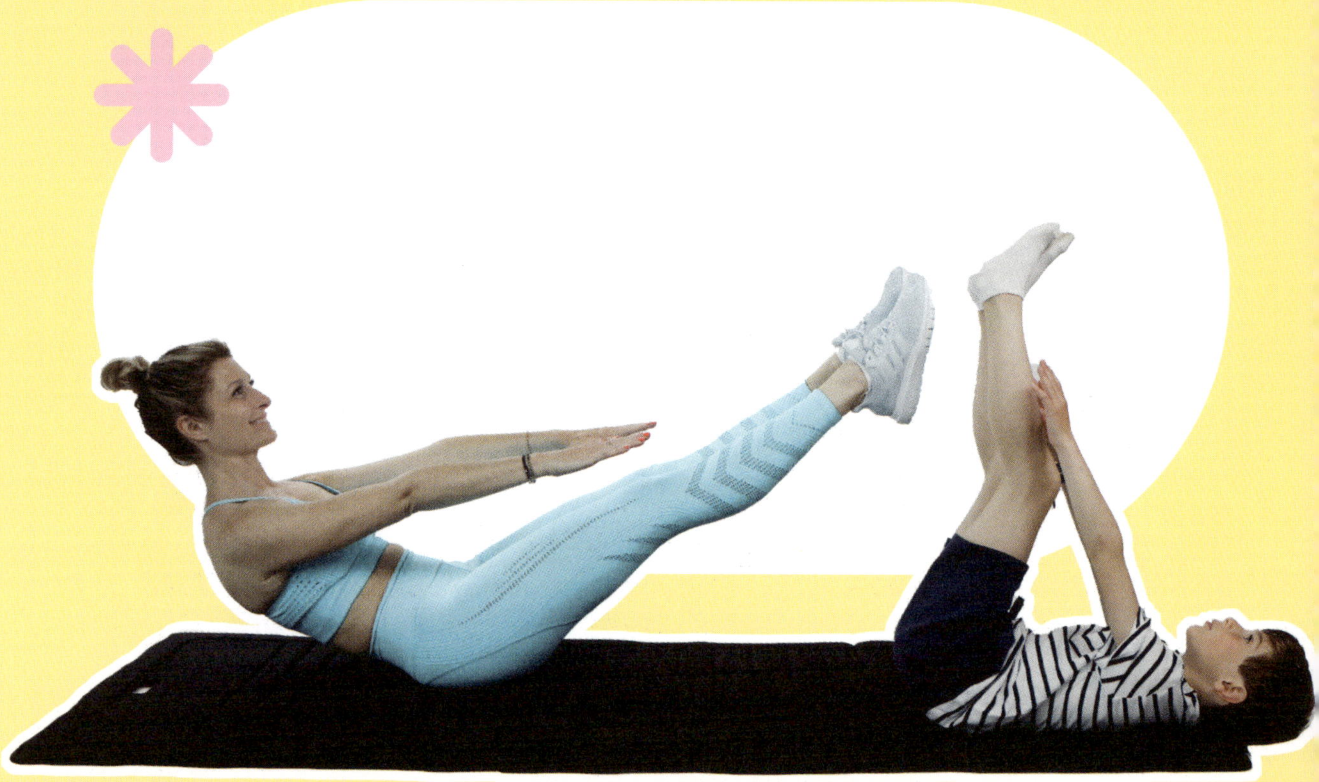

Le training abdos et haut du corps

Un training court mais intensif : cette fois, on se concentre sur les abdos. On prend le temps de bien réaliser les exercices et on doit sentir que les muscles abdominaux travaillent ! Répétez-les jusqu'à les sentir et augmentez le nombre de répétitions les fois prochaines.

Pourquoi c'est bon pour mon enfant ?

Renforcer ses abdos et le haut du corps, c'est s'assurer un ventre et un dos solides et un centre de gravité fiable. Encore faut-il faire les bons exercices (pas de crunch par exemple, qui fait ressortir les viscères) et penser à rentrer son ventre. Dans ce training, nous allons revenir sur cette notion de « rentrer son ventre », souvent mal comprise par les enfants et pourtant primordiale (voir page 137).

Les trainings précédents faisaient déjà bien travailler les abdos ; ici, un tout petit training, avec des exercices basiques et faisables par l'enfant, comme la chandelle.

En plus du parcours qui suit, voici quelques idées supplémentaires faciles à mettre en œuvre pour travailler ses abdos et le haut du corps :

* Apprenez-lui à faire une belle planche, d'abord sur les genoux, et à la tenir de plus en plus longtemps.

- Le mountain climber est un super exo : vérifiez qu'il le fait correctement. Mieux vaut y aller doucement au début jusqu'à maîtriser la technique (voir page 75).
- Faites un concours de celui qui tiendra la chaise (voir page 127) le plus longtemps.
- Allongés sur le dos, faites des ciseaux, les mains sous le bas du dos, ou dessinez des ronds avec vos jambes tendues… ou encore les lettres de l'alphabet ! C'est encore plus drôle si l'autre doit essayer de deviner de quelle lettre il s'agit…
- Faites des pompes (voir page 126) !
- Faites la course en imitant le pas de l'ours (voir page 65) ou la démarche en biais du crabe (voir page 62) !

1.

Sur un tapis, on s'allonge sur le dos et on fait la chandelle (ou la bougie, comme vous préférez !). On monte le dos bien droit, les mains en appui, on tient quelques secondes puis on redescend tout doucement, en roulant vertèbre après vertèbre. Et on recommence !

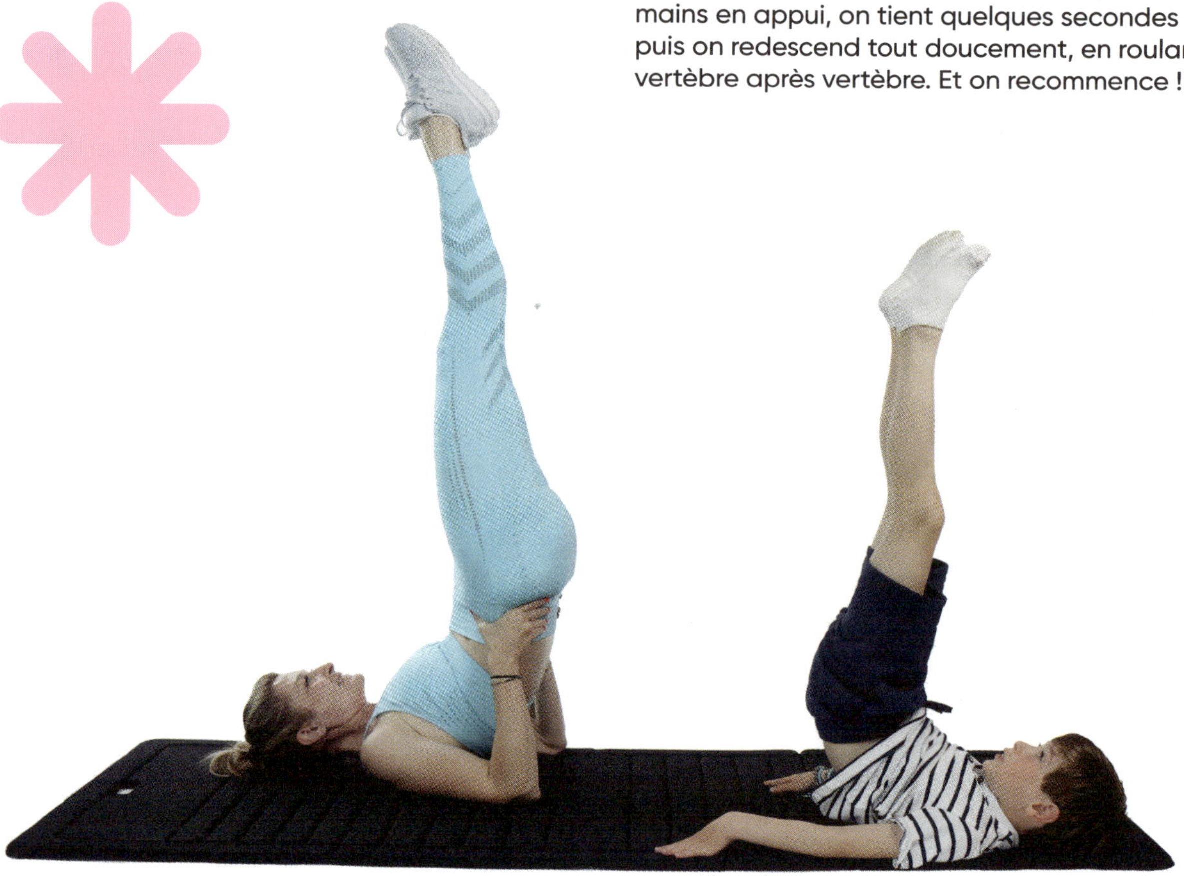

Mon conseil

À la deuxième ou troisième répétition et encore plus après, contrôlez la descente, en restant bien dans l'axe. Vous pouvez faire la chandelle chacun votre tour et vous corriger… et même vous encourager !

2.

En position assise, jambes tendues devant, on bascule légèrement en arrière jusqu'à trouver un point d'équilibre, et on décolle une jambe puis l'autre, fléchies, et on tend les bras devant pour garder l'équilibre. On tient la position une dizaine de secondes si on peut. On relâche et on recommence.

Votre enfant fait comme il veut et comme il peut !

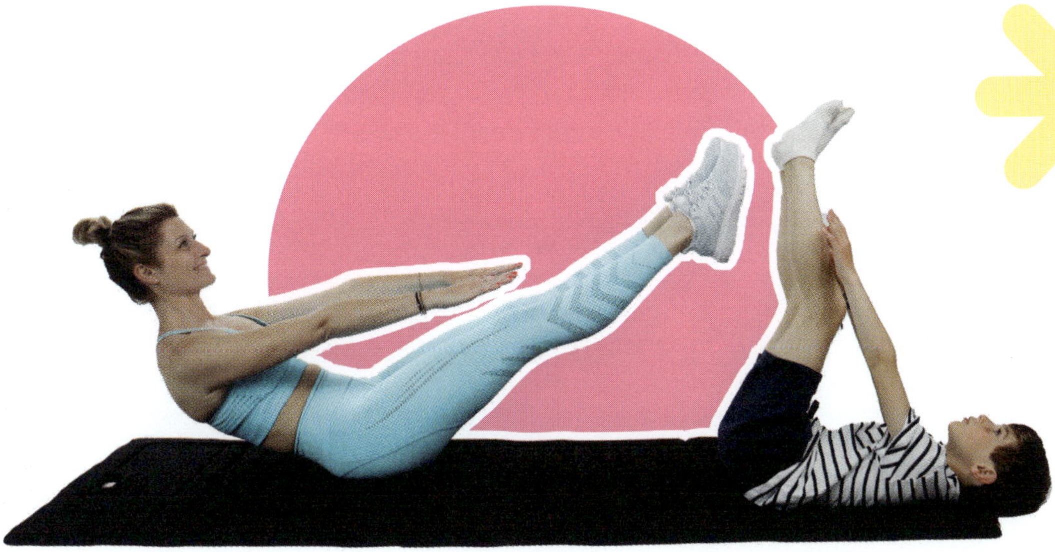

Mon conseil

Si vous êtes à l'aise, essayez de tendre les jambes en gardant l'équilibre. Si c'est trop difficile pour l'enfant, il peut rester allongé.

3.

On passe debout et on ouvre largement les jambes, légèrement fléchies. On est bien gainé, le ventre serré. On avance une main, puis l'autre, de plus en plus rapidement. Ça ressemble à de la boxe mais on n'a pas le poing fermé ! On n'oublie pas de souffler !

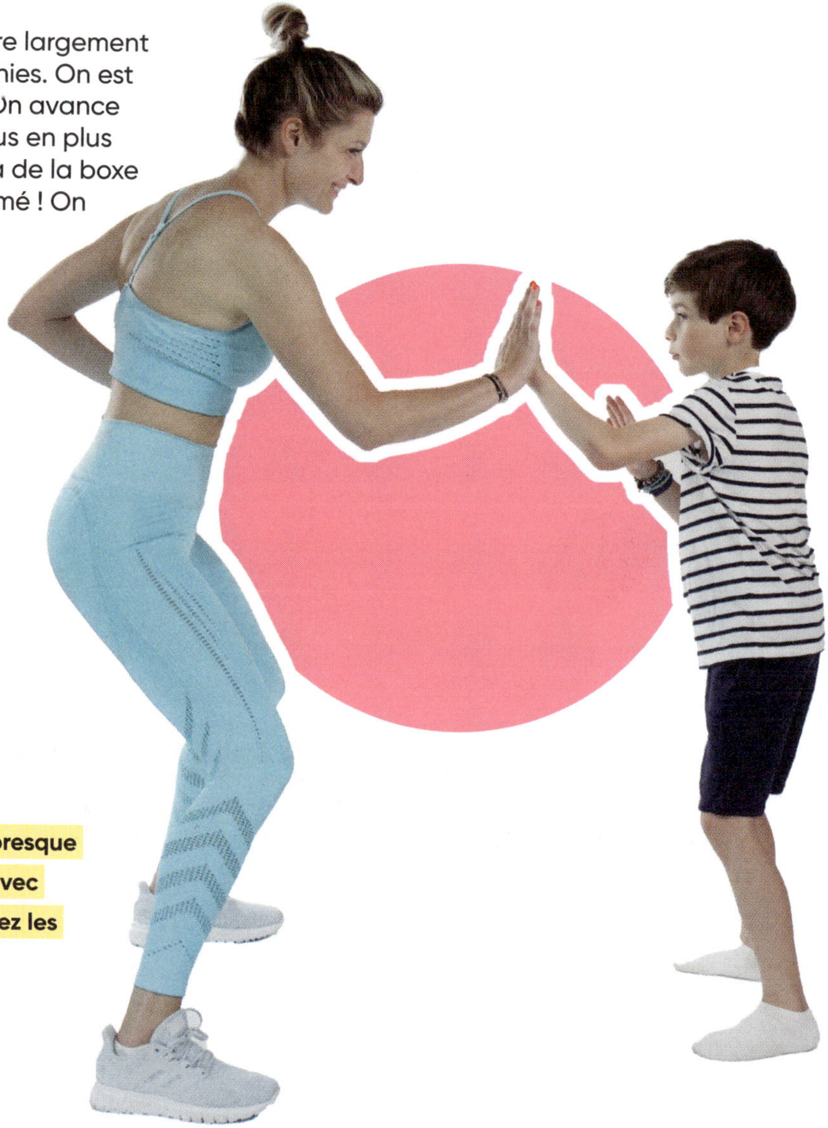

Mon conseil

La main forme presque un angle droit avec le poignet, ouvrez les doigts.

Quand on maîtrise bien, on compte et on fait le maximum, essayez 40 pour commencer, ça va chauffer !

Focus :
ça veut dire quoi « rentrer » ou « serrer » le ventre » ? Pas toujours facile de faire comprendre aux enfants ce que veut dire rentrer le ventre ou le serrer. **Explication** : Il faut réussir à rentrer son ventre, en le serrant (comme si on avalait le nombril) et en respirant en même temps, avec la bouche. Pour que l'enfant ressente le mouvement, demandez-lui de s'allonger au sol et de poser sa main sur son ventre. Puis de rentrer son ventre et de bloquer, tout en continuant à respirer. On n'est pas en apnée ! Guidez le mouvement avec votre main.

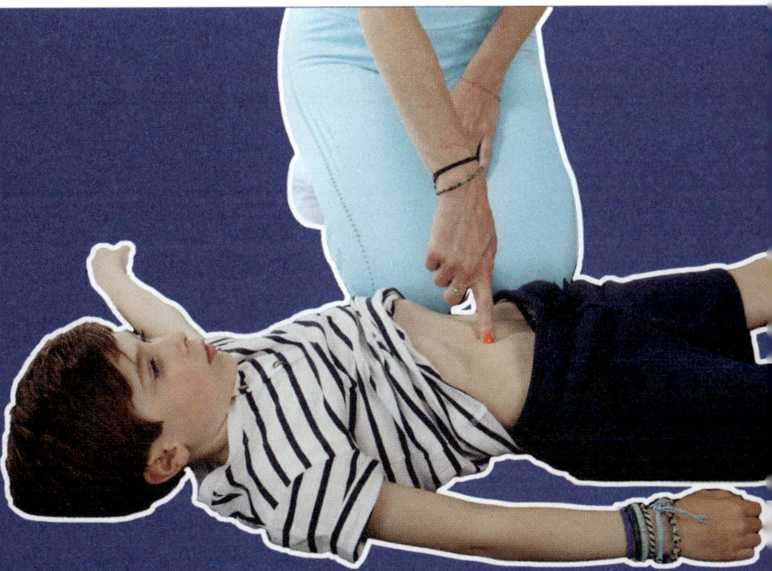

10

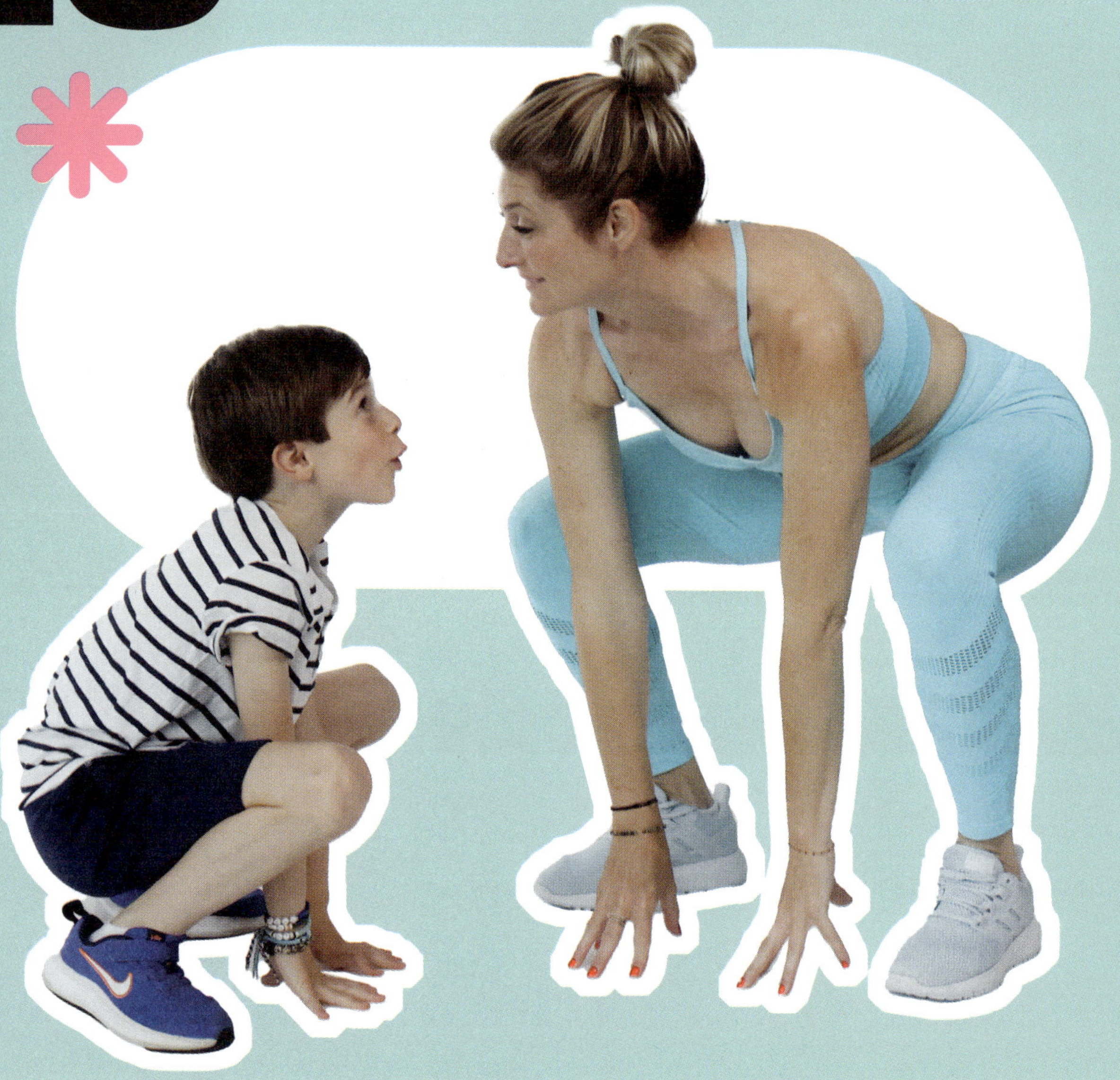

C'est qui le coach ?

Vous et votre enfant, construisez ensemble votre propre séance en la transformant en un véritable jeu ! Qui sera le coach aujourd'hui ?

Demandez à votre enfant d'être le chef.
Il va adorer parce que pour une fois, c'est lui qui va commander.
À lui d'enchaîner des exos tirés au hasard dans le livre ou de sa mémoire ou de son imagination.
À vous, parent, de reproduire son enchaînement du mieux que vous pouvez. Et oui, il aura le droit de vous corriger, de vous critiquer et même de vous faire refaire autant de fois qu'il le demande l'exo que vous détestez !

La première fois, laissez-le improviser ; la fois d'après, demandez-lui de construire sa séance comme un pro et de noter sur un papier le training qu'il va vous proposer...

Avec un dé à lancer.

Chacun votre tour, dites le nom d'un exercice et lancez le dé ; puis faites ensemble le nombre de répétitions indiqué par le chiffre sur le dé.

Exemple : vous dites « squat » ; vous lancez le dé et faites un 6 : vous devez réaliser 6 squats.

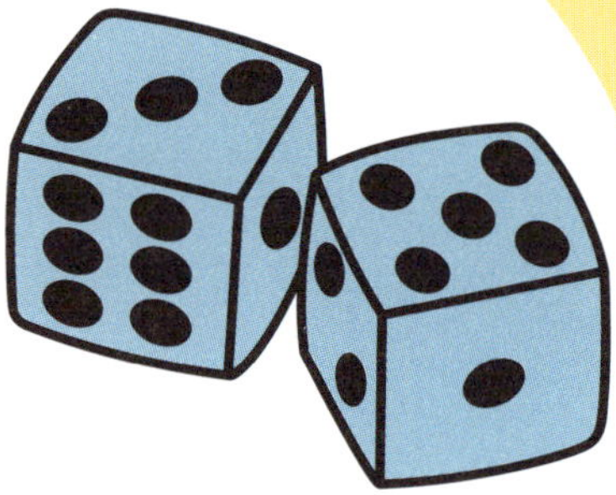

Avec un jeu de cartes.

Attribuez à chaque famille de carte un exercice particulier. Exemple :

Cœur = jumping jack.

Pique = ciseau.

Trèfle = squat.

Carreau = fente.

Tirez une carte et faites le nombre de répétitions indiqué par le numéro de la carte.

Vous avez tiré le 10 de pique ? Réalisez 10 ciseaux de suite !

L'as de cœur ? Chanceux, seulement un jumping jack !

Et le Valet, la Dame et le Roi alors, ils comptent pour du beurre ? Pas du tout !

Attribuez 12 au Valet, 15 à la Dame et 20 au Roi.

Quant aux jokers, oui, vous avez de la chance, vous avez le droit de sauter votre tour ! Profitez-en pour récupérer.

Avec un Uno.

Attribuez à chaque couleur une activité. Exemple :

Rouge : on court sur place autant de secondes que le chiffre indiqué sur la carte.

Vert : on saute à cloche-pied autant de fois que le chiffre indiqué sur la carte.

Jaune : on tient un exo autant de secondes que le chiffre indiqué sur la carte.

Bleu : on récupère autant de secondes que le chiffre indiqué sur la carte.

Vous tirez la carte inversion ? Refaites l'exo précédent !

Vous tirez la carte +2 ? Vous avez compris, vous ajoutez 2 répétitions. La carte +4 ? Ben oui, + 4 répétitions !

Vous tirez le Joker ou passez votre tour ? Profitez-en pour souffler !

Le Super Joker ? Faites les 4 exos de votre choix, au nombre de répétitions que vous le souhaitez !

Avec une playslist.

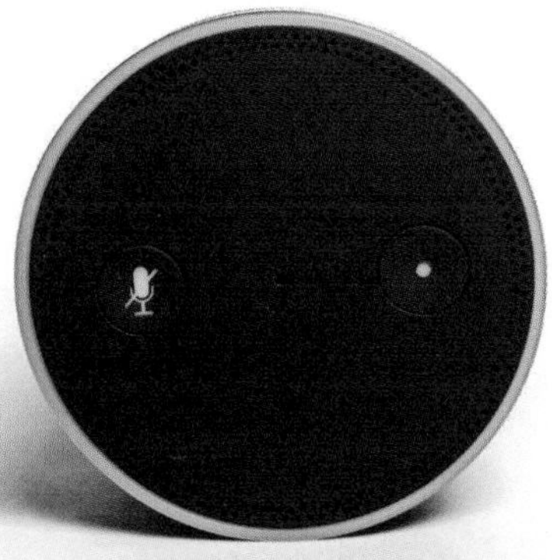

Just dance, dance, dance ! Imaginez ensemble une choré sur sa musique préférée, ou pourquoi pas une séance de karaoké endiablée ou d'air guitar pour finir la séance en beauté ?

11

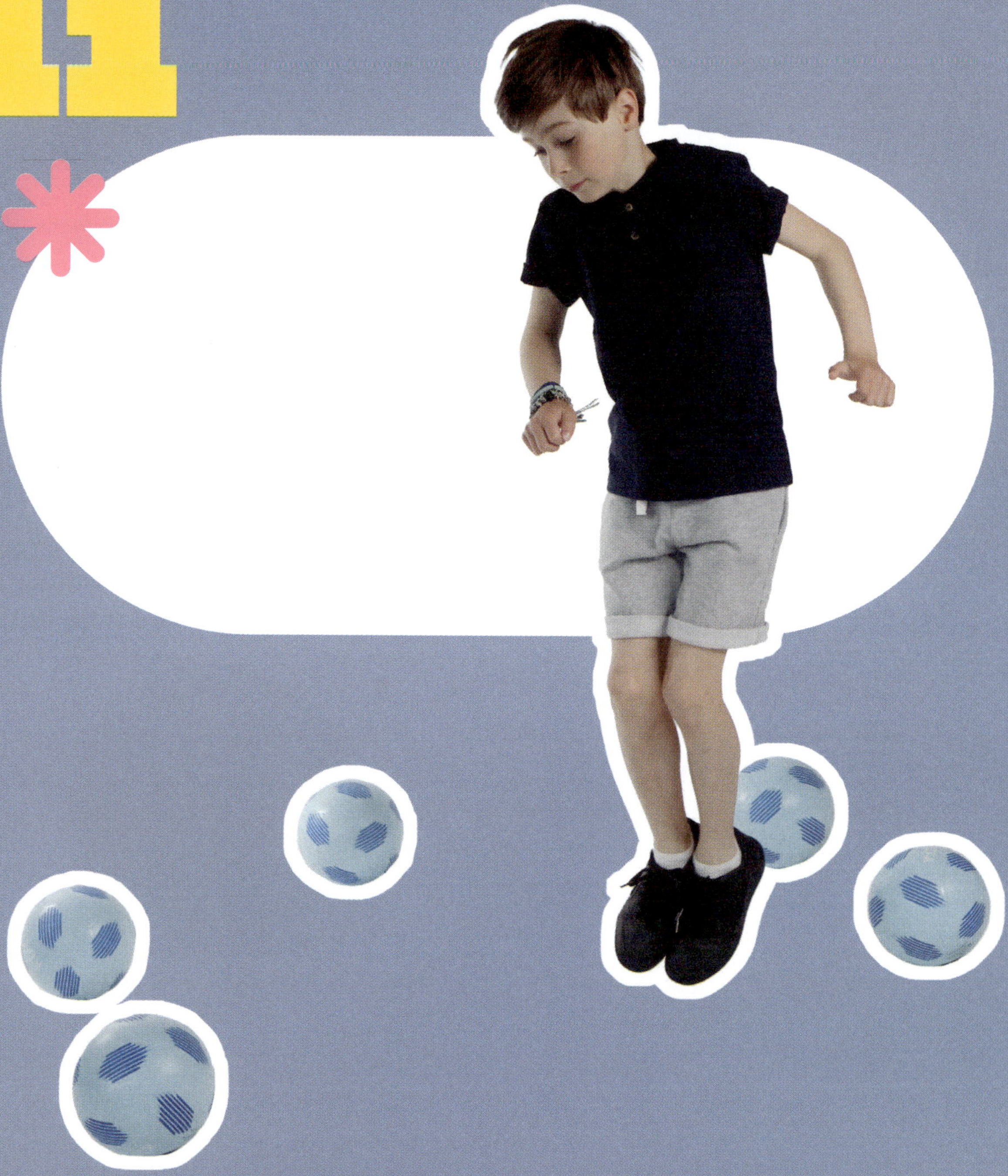

Des parcours pour s'amuser sans compter

Dans votre salon ou sur votre terrasse, dans votre jardin ou n'importe où à l'extérieur, voilà des idées de parcours pour faire bouger votre enfant. Pour cela, utilisez des ballons ou n'importe quel objet à la maison (coussin, bouteille, plot...) ou à l'extérieur (arbre, pierre, branche...) pour marquer les étapes. Testez-les puis créez les vôtres, avec les éléments autour de vous, selon l'âge de vos enfants et surtout, selon vos envies. Mieux, laissez vos enfants les construire eux-mêmes !

Quelques idées pour vous lancer

Peut-être l'avez-vous déjà fait ? Sinon, vous allez voir qu'il est très facile d'installer des parcours rigolos chez soi et/ou à l'extérieur en utilisant des plots, des pierres ou des meubles, accessoires de la maison pour bouger, même un jour de pluie !
Vous pouvez demander à votre enfant de successivement courir sur place, ramper sous une table, passer sous une chaise, enjamber un coussin, contourner à cloche-pied le canapé, etc.
À l'extérieur, courir jusqu'à un arbre et revenir au point de départ, faire des fentes près d'un banc, slalomer entre des arbres, monter et descendre des escaliers, etc.

Le coach potato

Vous avez besoin d'une table, d'une banquette (coffre ou banc), de coussins, d'un pack de lait ou sac de pommes de terre.

Demandez à votre enfant :
- de sauter 10 fois à pieds joints sur place,
- puis de passer sous la table,
- ensuite d'enjamber le pack de lait,
- puis de poser ses mains sur la banquette pour sauter d'un côté puis de l'autre de la banquette.
- contourner la banquette à cloche-pied,
- et enfin sauter par-dessus un parcours de coussins et oreillers que vous aurez préalablement installé, en sautant à cloche-pied entre chaque obstacle/coussin.

Mon conseil

Ajoutez un chrono pour électriser l'ambiance !

Le slalom

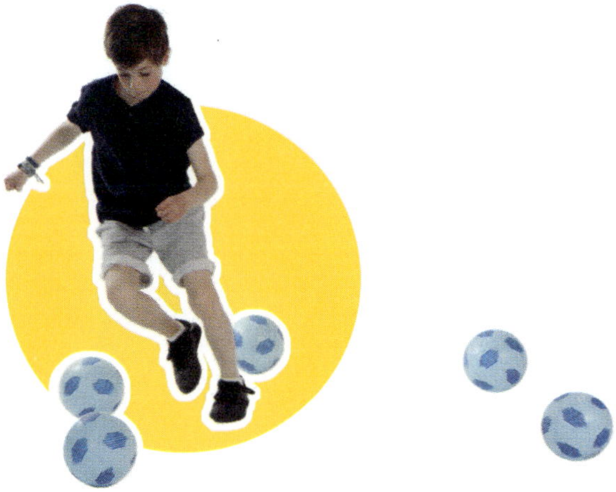

Extérieur recommandé mais possible en intérieur

1. Disposez en arc-de-cercle 5 balles à égale distance les unes des autres.

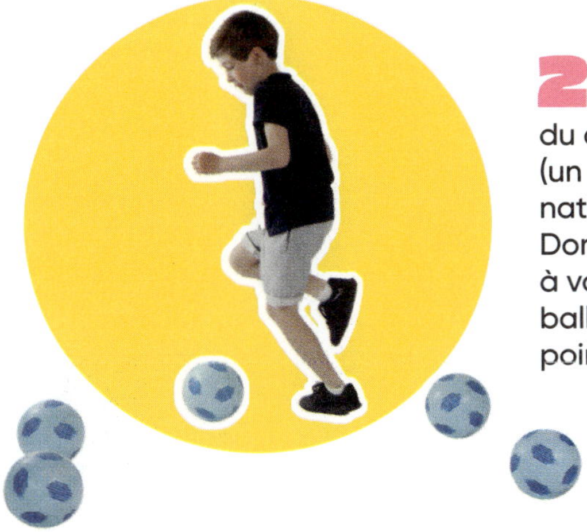

2. Le point de départ se fait sur la ligne du cercle, si possible sur un point surélevé (un pouf chez vous, une souche dans la nature par exemple).
Donnez le top départ après avoir expliqué à votre enfant qu'il doit slalomer entre les ballons le plus vite possible puis revenir au point de départ.

3. Même parcours, mais cette fois il doit alterner pieds joints puis jambes écartées. Si l'enfant le souhaite, il peut finir en faisant semblant de shooter dans chaque ballon. Voire si vous êtes tous joueurs, en shootant pour de vrai si vous êtes à l'extérieur !

4. Cette fois, même parcours mais en sautant à pieds joints. Déjà plus fatigant !

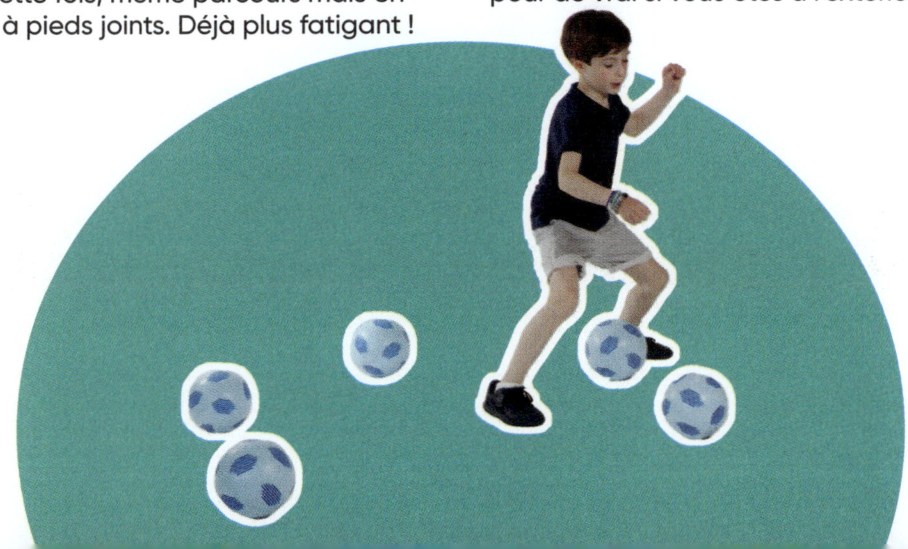

12

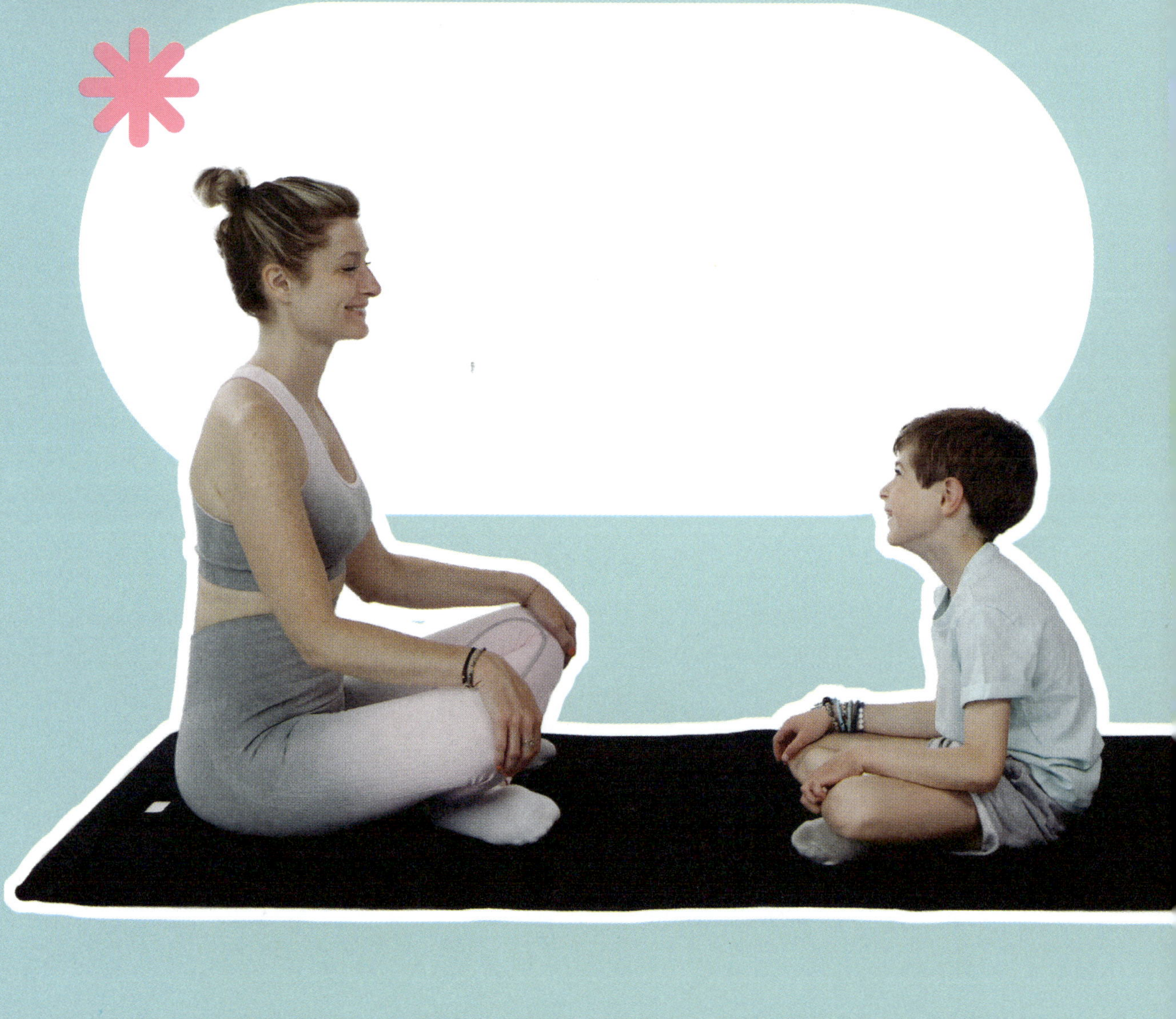

Retour au calme

Le retour au calme est une série d'exercices qui peut se faire après une séance de sport mais aussi au retour de l'école, quand l'enfant est super excité alors qu'il est déjà temps de faire ses devoirs. Pour revenir en mode calme ou concentration, essayez ces exercices à deux. Ou encore le slow motion, intéressant après une grosse colère, des cris ou des pleurs.

Petite série

1.

Asseyez-vous face-à-face, les jambes tendues ou légèrement fléchies et attrapez-vous les mains. Inspirez et tirez chacun à votre tour sur les bras, tout doucement, comme pour faire « bateau sur l'eau », afin de vous étirer. Soufflez bien en descendant plus bas vers le sol. Inspirez en remontant.

Mon conseil

On peut chanter bateau sur l'eau pour en faire un moment sympa. Cet exercice est parfait pour étirer son dos.

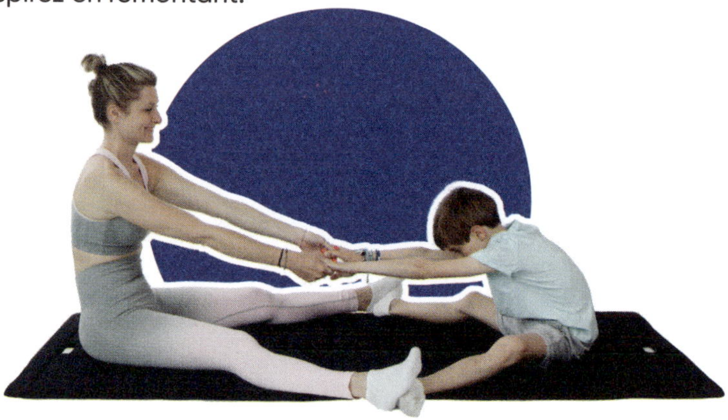

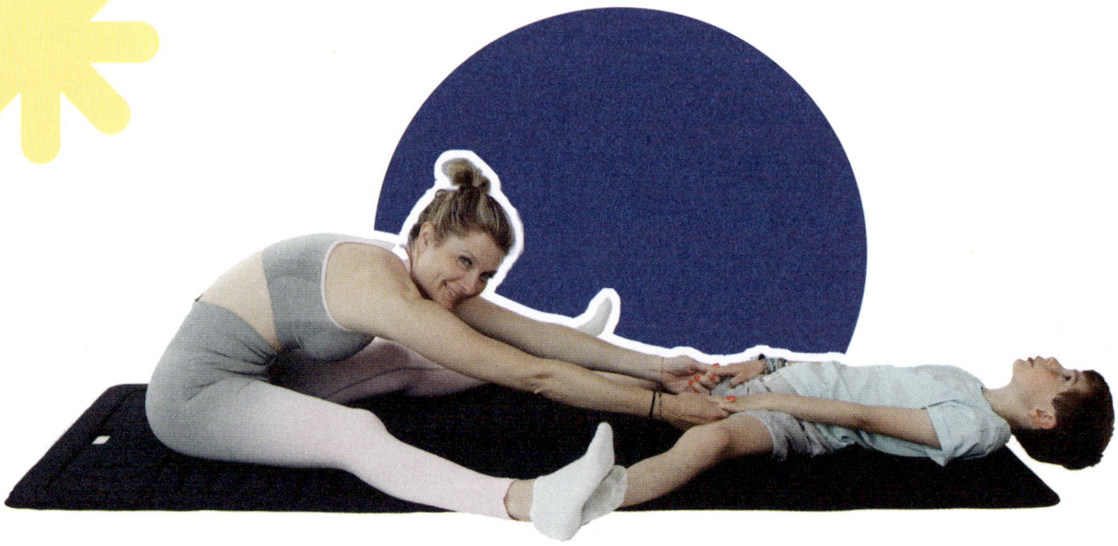

2.

Asseyez-vous en tailleur, les mains sur les genoux et redressez le buste. On inspire par le nez. Et puis on souffle en arrondissant le dos ; les bras sont tendus, les mains toujours sur les genoux, le menton vers la poitrine. Puis on revient le dos droit et on inspire. Et on recommence.

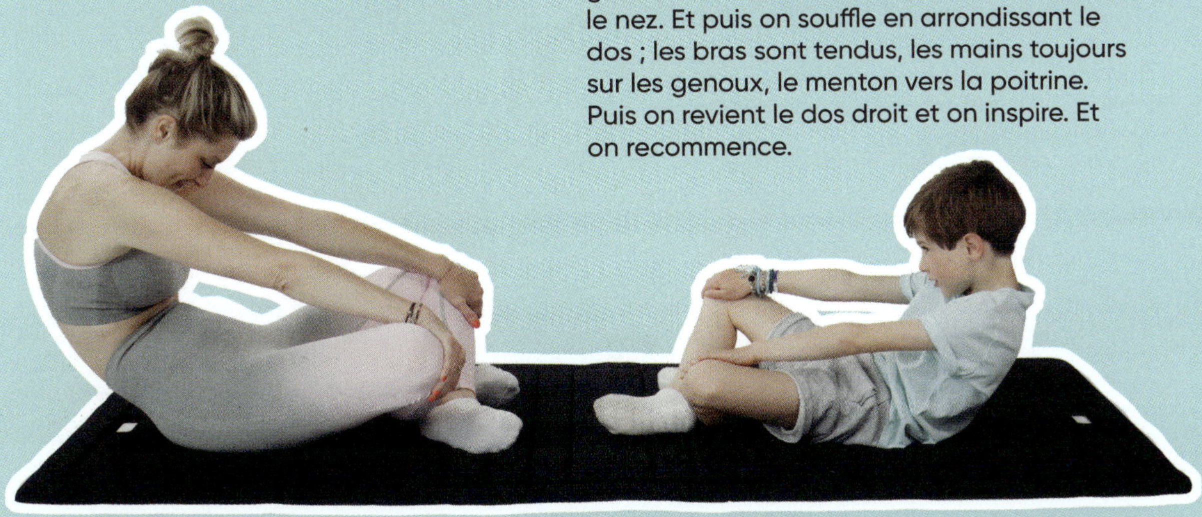

3.

On part maintenant sur le côté, en posant la main derrière, l'autre attrape le genou opposé, et on regarde loin derrière. On tourne bien ses épaules (pas le bassin !) et on garde le dos droit. Puis on fait la même chose de l'autre côté.

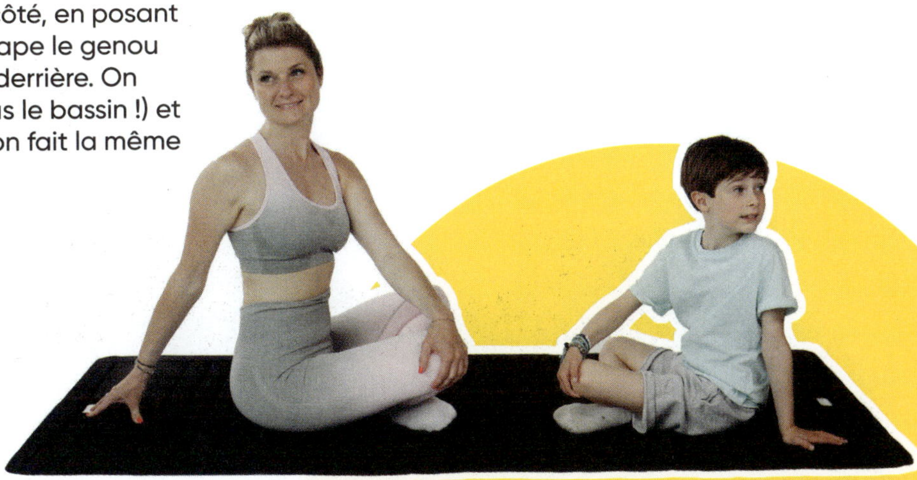

4.

On place à présent les mains derrière la tête. On ouvre bien les bras, on inspire, et on souffle en ramenant le menton vers la poitrine tandis que les coudes se ferment. **Parfait pour détendre les cervicales.** Et on revient.

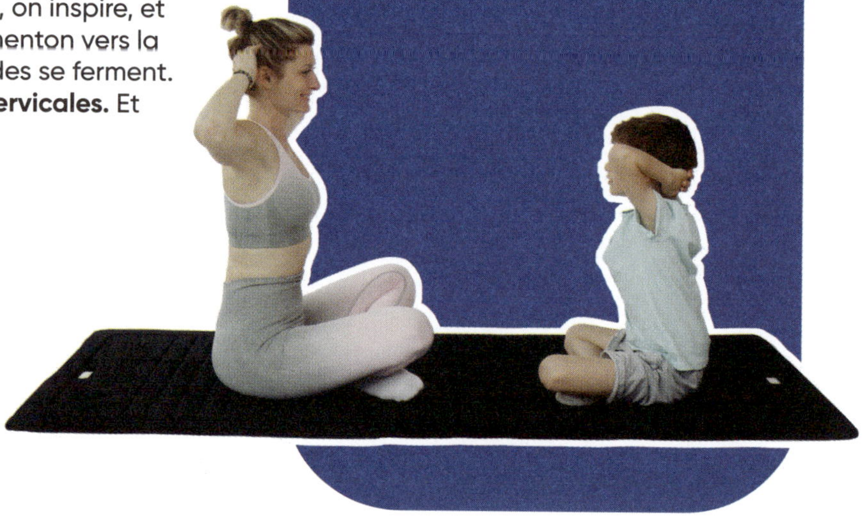

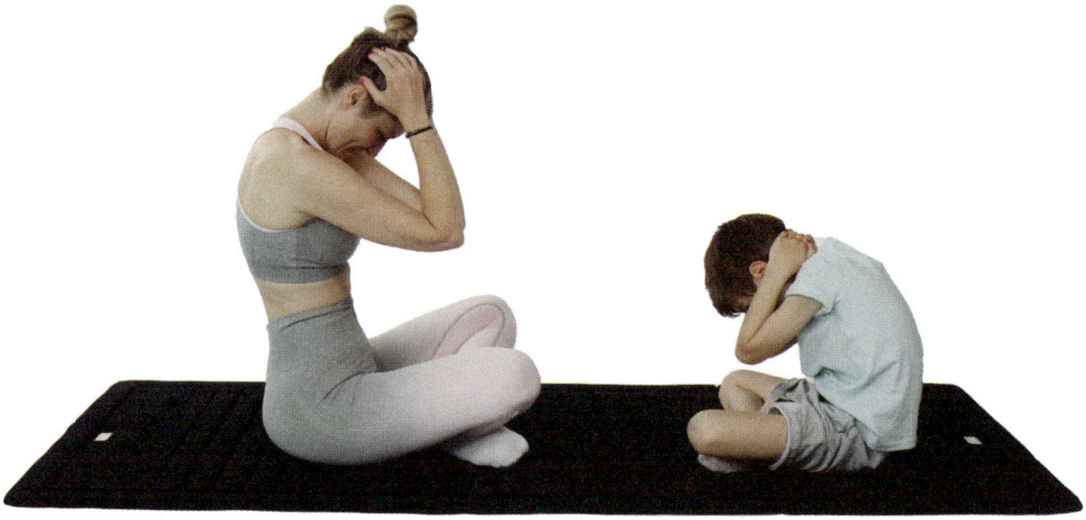

5.

On pose une main au sol, on attrape la tête avec la main opposée, et on descend la tête sur le côté, pas vers l'avant, le dos bien droit. Et on change de côté.

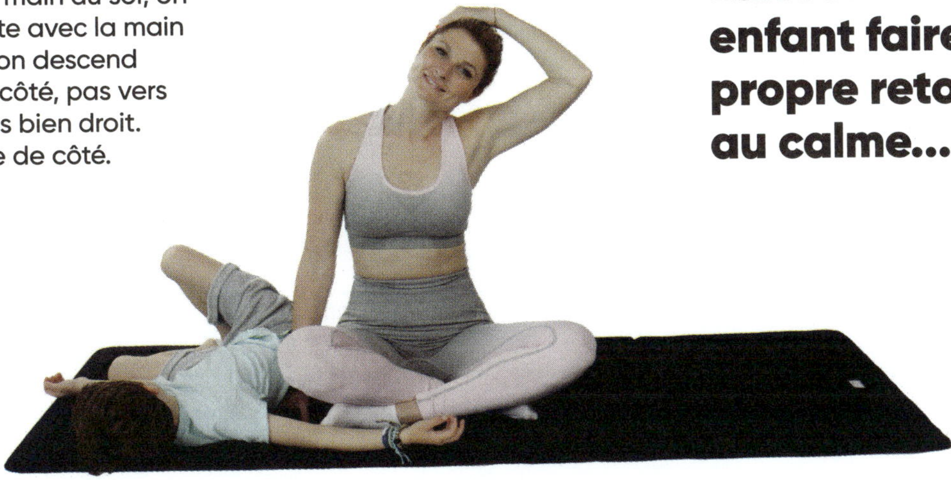

Laissez votre enfant faire son propre retour au calme...

6.

Puis on tend les bras en avant, le dos des mains face à nous et on tire en arrondissant le dos.

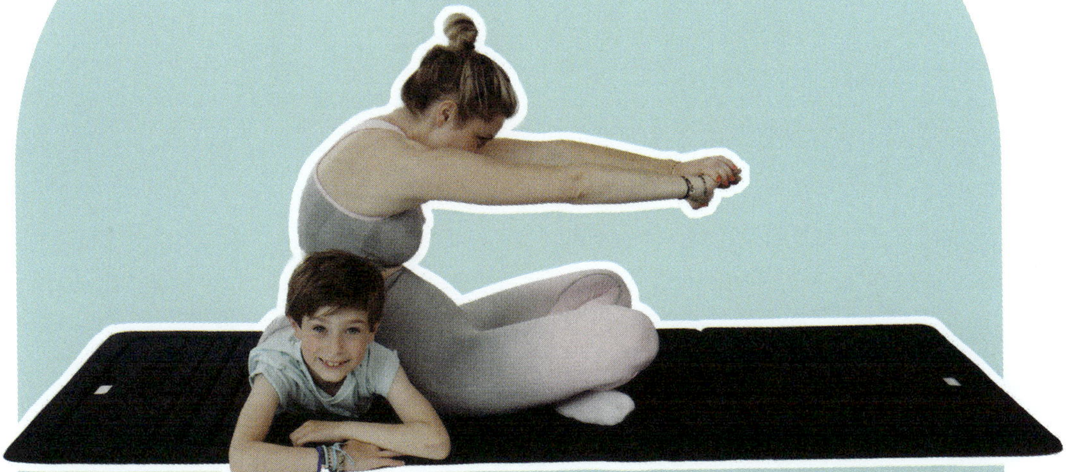

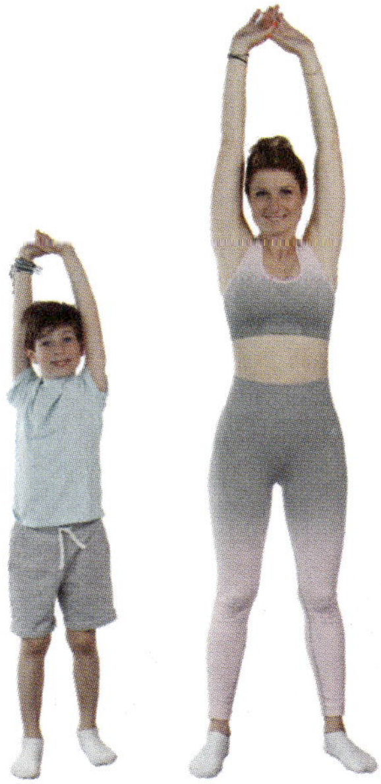

7.

On repasse debout et on monte ses mains vers le plafond pour former un I. On tire, on tire… Et on relâche les bras en avant.

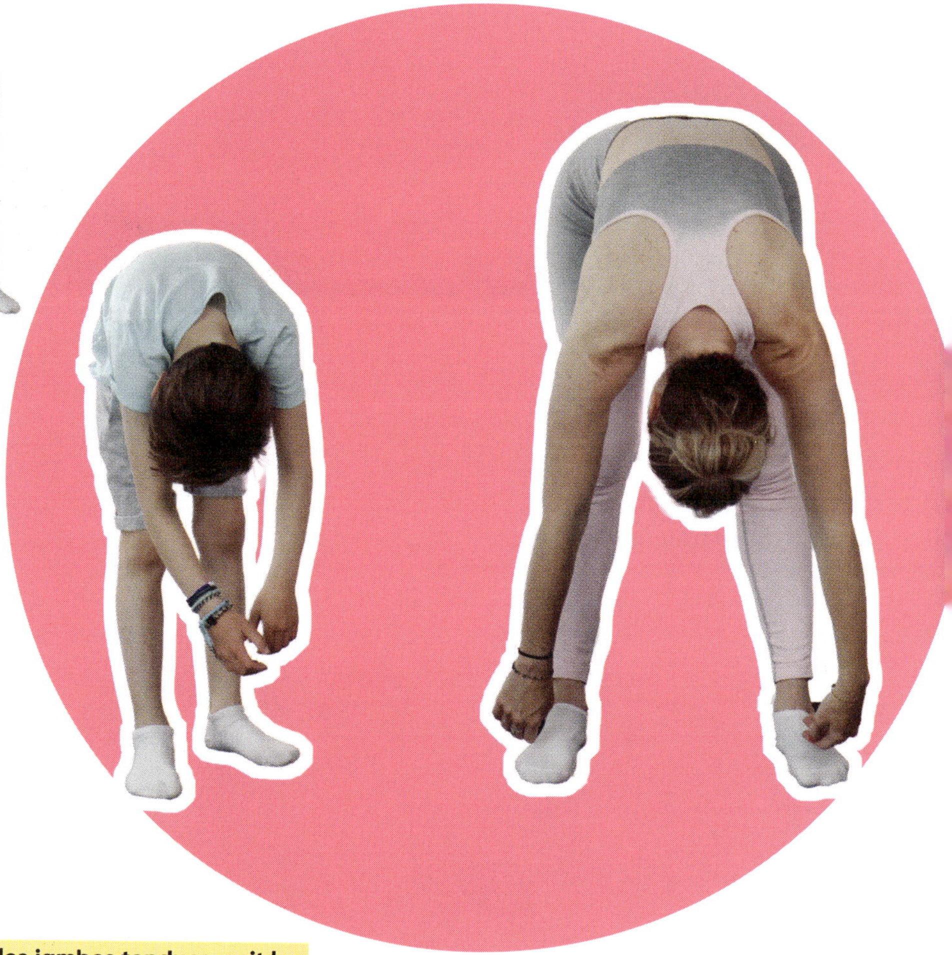

Variante

On relâche soit les jambes tendues, soit les genoux fléchis, selon notre souplesse. On peut aussi ouvrir un peu plus les jambes et aller chercher d'un côté puis de l'autre.

8.

Puis on étire les triceps : on passe une main dans le dos, on coiffe avec l'autre le coude et on tire vers l'arrière, on garde la tête droite. Même chose de l'autre côté.

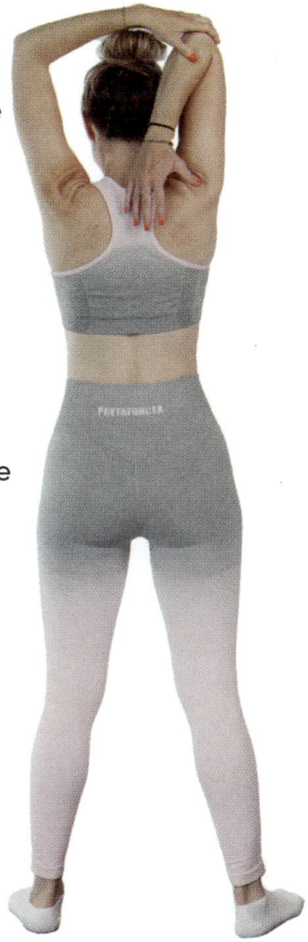

9.

Maintenant, on relâche les bras en avant.

10.

On attrape un genou et on tire vers la poitrine. Puis l'autre. Ensuite on attrape le pied derrière et on l'amène à la fesse. N'oubliez pas de faire l'autre côté ! On garde le dos bien droit et on étire ainsi le quadriceps, le devant de la cuisse.

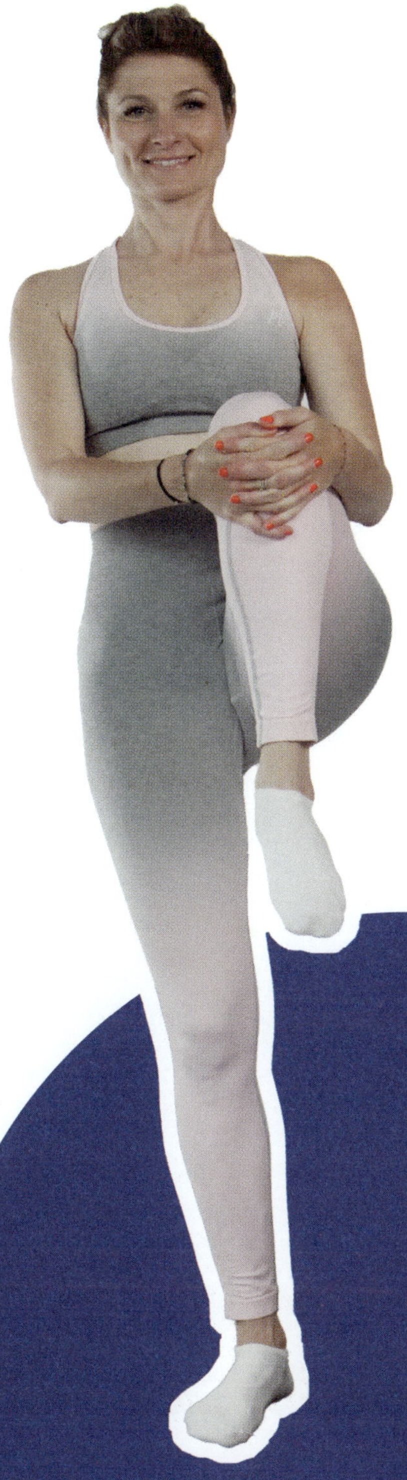

Mon conseil

Pour garder l'équilibre, on fixe un point ; si malgré tout c'est trop difficile, on se tient à un mur, à un meuble ou à une chaise. Et on relâche.

11.

Maintenant, on ouvre les jambes. On monte les bras vers le ciel et on descend le dos plat pour amener les mains loin devant. Et on pousse les fesses vers le plafond, on aplatit bien le dos.

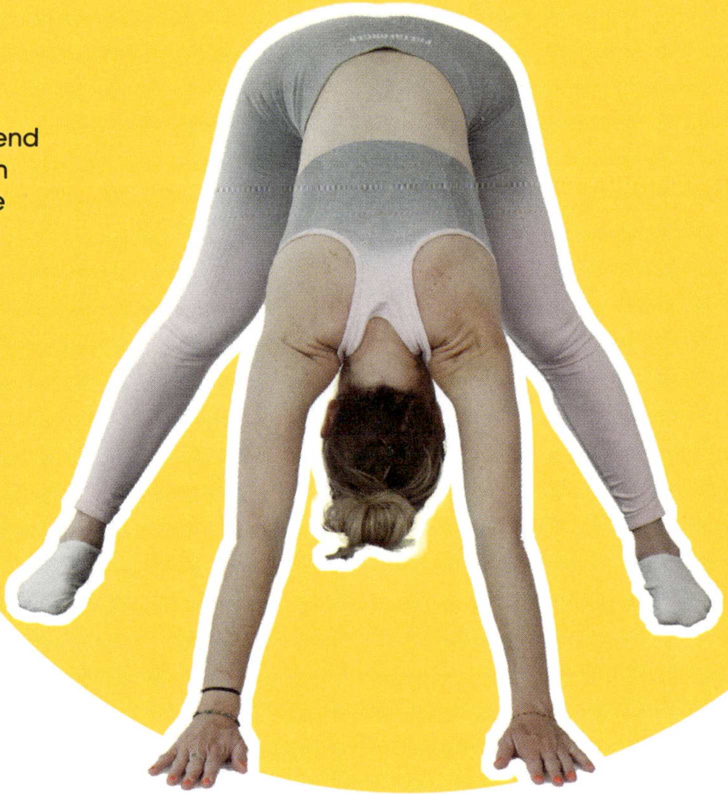

Si c'est trop difficile d'avoir les jambes tendues, on peut bien sûr fléchir les genoux.

12.

Enfin, on s'assoit. On va chercher tout doucement les pointes de pied avec les doigts. Si c'est trop difficile, on peut fléchir les genoux, mettre les mains au niveau des tibias. Et on descend, sans à-coups.

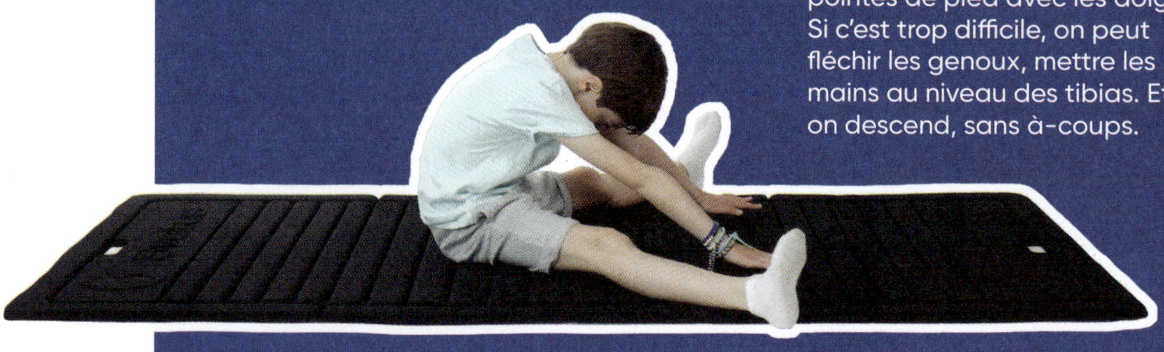

Slow motion

Slow motion, ça veut dire ralenti (mais ça, je parie que vos enfants le savaient déjà !). Vous allez reproduire des mouvements imaginaires au ralenti comme marcher, courir, lancer un ballon, tirer un but, faire du tennis, etc.
Commencez par faire le mouvement rapidement, comme dans la vraie vie, puis décomposez-le... Encore plus lentement !
Imaginez que vous envoyez une balle avec une raquette, dans un panier de basket ou même que vous êtes des astronautes...Vos enfants vont vite se prendre au jeu et mine de rien, exécuter un revers de tennis/mettre un panier au ralenti, ça demande une bonne concentration !

Mon conseil

En se concentrant pour ralentir, l'enfant fait automatiquement baisser son rythme cardiaque. Cet exercice est parfait pour se détendre ensemble.

Assis, on fait le papillon qui bat des ailes. On ouvre les jambes, plantes de pied l'une contre l'autre, et on monte et on descend les jambes. Posez les mains sur les pieds ou les genoux. Demandez à votre enfant de battre des ailes...
On peut le réaliser tout doucement. On inspire dos droit et on souffle on descend les genoux. La respiration va nous aider dans l'étirement.

Mon conseil

Pour exercer sa souplesse, on peut essayer de mettre ses genoux au sol. Les enfants sont généralement beaucoup plus souples que nous !

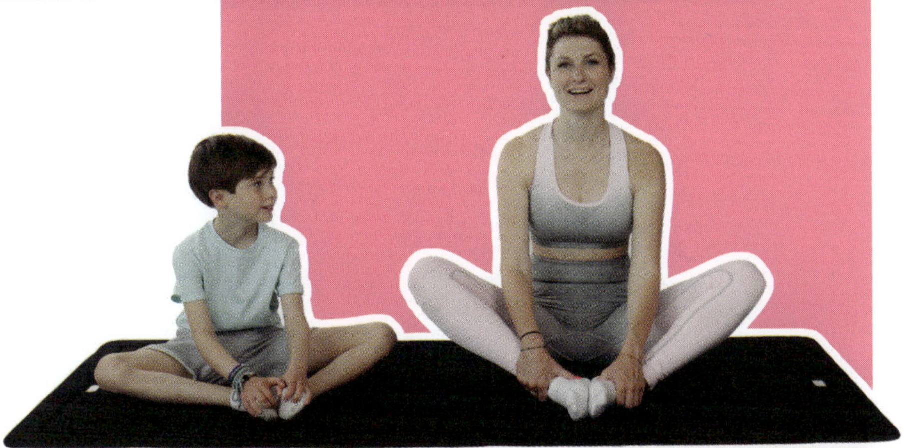

Sur un tapis, on s'allonge le ventre sur le sol et on remonte le buste, à la force des bras tendus, doigts écartés. On regarde loin devant.

Et on imagine qu'on est un cobra, attentif et immobile avant de se lancer sur sa proie...

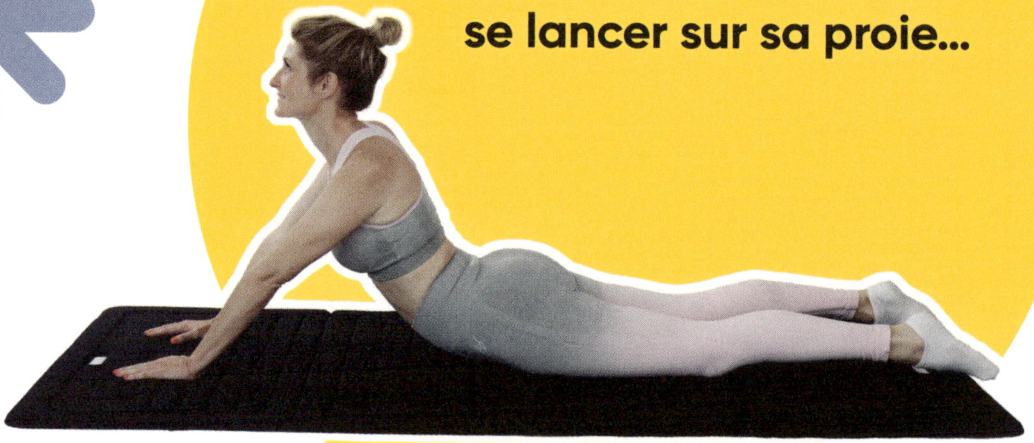

Mon conseil

Un exo idéal pour étirer son ventre et son dos ! Attention, baissez bien les épaules !

Respiration consciente

On peut faire de la cohérence cardiaque avec son enfant. De nombreuses applications la proposent sous forme ludique (une bulle qui monte et qui descend par exemple).
On peut aussi simplement s'allonger et gonfler son ventre, puis souffler par la bouche, tout doucement, comme pour faire mine d'éteindre une bougie, pendant qu'on dégonfle le ventre.
Pour que ce soit plus facile à ressentir, on peut poser une main sur son ventre, la voir monter et redescendre. Ou encore imaginer une plume sur son ventre : quand on inspire, la plume monte et quand on souffle, elle redescend. Elle monte et elle redescend avec notre respiration.

Mon conseil

Pour les aider à s'endormir, il existe aujourd'hui des petits appareils à destination des enfants qui proposent des relaxations ou méditations guidées. Robin ne peut plus s'en passer !